目で見てわかる 応急手当 マニュアル

教育・保健・福祉領域で健康支援に関わる専門職のために

監修・著　郷木　義子・松﨑美保子
GOHGI Yoshiko　　　MATSUZAKI Mihoko

編著　　奥田紀久子・佐見由紀子
OKUDA Kikuko　　　SAMI Yukiko

ふくろう出版

『目で見てわかる応急手当マニュアル〜教育・保健・福祉領域で健康支援に関わる専門職のために〜』出版にあたって

保育や教育の原点は子どもたちの命を守り，健やかな成長を支援することです。

しかしながら今，子どもたちは多くの様々な健康課題を抱えています。

思いもかけない事故や自然災害の発生，未知の感染症への対応などいつも危険と隣り合わせで生活しているといっても過言ではありません。

このような状況にあって子ども支援の役割を担う大人たちは子どもの健康状態の把握，それに対する適切な対応ができる知識と実践力を養う必要があります。

『職場・学校・家庭・地域での応急手当マニュアル〜小さなケガから救急救命処置まで〜』は，2006年に初版が発行されてから今日まで，教育や保健，福祉領域の専門職を養成する多くの教育機関でテキストとして使用され続けてきました。

この度，さらに内容を充実させ，学生が専門職として身につけておくべき応急手当の入門として，また応用編として幅広く使用できる，全面改訂版を発行することになりました。

本書は，図が多く，目で見てわかりやすい点が特徴です。初版から引き続き，図を多く使用することで処置をイメージしやすく，自己学習にも活用でき，教員採用試験の実技対策にも対応できる内容となっています。全面改訂版にあたってもこの特徴を踏襲し，できるだけ目で見てわかる書籍にしました。

また，コラム等を随所に挿入することで，関連する実際の事例を学んだり，自分でシミュレーションしたりして，単なる断片的な知識のみではなく，知識を統合しながら思考し，判断する力を養いたいと考えております。さらに養護教諭や保健体育科教諭を目指す学生が使用することも鑑みて，採用試験に出題された問題と解説を巻末等に掲載しました。

なお，本書では，傷病の手当てを「応急手当」として使用しています。ただし，学校で教員が児童生徒に対して行う場合は「救急処置」（学校保健安全法準拠）を使用し，児童生徒が自身で行うものも「応急手当」（学習指導要領準拠）として使用しています。

また，「小児」という言葉については，学校での小児については「児童生徒」とし，コラムなど事例を紹介する場合には「子ども」という表現を使用しています。

本書が子どもたちの命を守るため教育・保育の場で子どもたちにかかわる専門家の人たちは言うまでもなく，他の職種や保護者の方々等にも幅広く役立てていただければと考えています。

2020年7月　監修・編集者代表

奥田紀久子・佐見由紀子

目　　次

第1章

一次救命処置の基本

第1節　一次救命処置の目的

1　一次救命処置とは

　容体が急変した人が発生したとき，特に大出血，呼吸停止，意識障害の３つの症状が見られた場合は，直ちに処置を行わなければ生命を失う可能性が高い。そのため，救急隊や医療従事者による処置を待たずに発見者，同伴者等の救急現場に居合わせた人（バイスタンダー（bystander））が止血処置（第３章第２節参照）や救命処置を行うことが，傷病者の救命のためには重要である。

　救命処置には，一般市民が行う一次救命処置と，主に医療機関で行う二次救命処置がある。一次救命処置は，胸骨圧迫，気道確保・人工呼吸を行う心肺蘇生，自動体外式除細動器（Automated External Defibrillator：AED）を用いた不整脈の除細動，気道異物除去があり，AEDや感染防護具などの簡単な器具以外の特殊な医療機器を必要としないため，特別な資格は不要で誰でも行える救命処置である。二次救命処置は，一次救命のみでは心臓の拍動が再開しない患者に対して，医師や救急救命士が薬物や気道確保器具などを用いて心肺機能を回復させる高度な処置のことである。

2　バイスタンダーによる一次救命処置と社会復帰率

　一次救命処置が重要とされる理由として，心肺機能が低下した直後から救命処置を行うと，救命率や社会復帰率が大幅に上昇することがある。図１-１のように，救急隊が到着する前に居合わせた人が救命処置を行うと，救命の可能性が２倍程度に上がることが明らかになっている。

　我が国の状況を見ると，消防庁の「令和元年版救急救助の現況」によれば，平成30年中における全国の救急隊が搬送した心肺機能停止傷病者127,718人のうち，一般市民により心原性（心臓が原因の）心肺機能停止の時点が目撃された傷病者で，救急隊が到着するまでに一般市民により応急手当が行われた場合の傷病者の１ヵ月後の生存者数の割合は17.5％であり，応急手当が行われなかった場合の割合の9.0％と比較すると約2.0倍高かった（図１-２）。

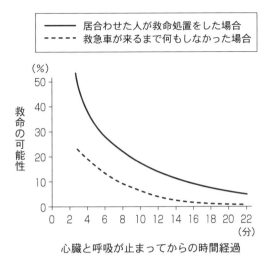

図1-1　救命の可能性と時間経過

救命の可能性は時間とともに低下しますが，救急隊の到着までの短時間であっても救命処置をすることで高くなります

〔Holmberg M. et al., Effect of bystander cardiopulmonary resuscitation in out-of-hospital cardiac arrest patients in Sweden. *Resuscitation* 47: 59-70, 2000より一部改変して引用〕

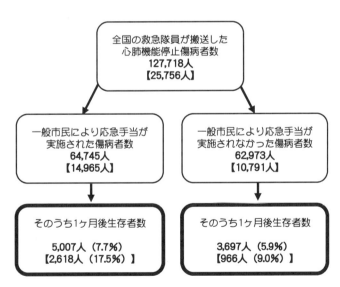

（注）各々の項目のうち【　】内は，心原性かつ心肺機能停止時点が一般市民により目撃された傷病者数である。

図1-2　応急手当の実施および救命効果（平成30年）

〔出典：消防庁（2019）「令和元年版救急救助の現況」第63図を参考にして作成https://www.fdma.go.jp/publication/rescue/items/kkkg_r01_01_kyukyu.pdf（2020/7/25アクセス）〕

一方，平成30年中の救急車による現場到着所要時間（入電から現場に到着するまでに要した時間）は，全国平均で8.7分（対前年比0.1分増）と年々延長しており，もし一般市民による救命処置がなければ傷病者は平均8.7分間心肺機能停止状態にあることになる。そのため傷病者の救命のためには市民による一次救命処置がますます重要になっている。

3　学校における一次救命処置の重要性

　また，全国の学校管理下で発生する事故災害に備えた独立行政法人日本スポーツ振興センターが管理する災害救済給付制度によると，平成30年度の死亡給付対象71件のうち，突然死（心臓系），溺死，窒息死（溺死以外），熱中症による突然の心停止が考えられる事例は31件（44%）であった（第5章第1節参照）。そのため，学校に勤務する教職員が一次救命処置を行えることは子どもたちの命を守るために重要である。

第2節　心肺蘇生法の理解と手順

1　救命の連鎖

　心肺停止状態に陥った傷病者を救命し，社会復帰させるために必要となる一連の行為を救命の連鎖といい，日本蘇生協議会（Japan Resuscitation Council：JRC）では，①心停止の予防 ②心停止の早期認識と通報 ③一次救命処置（心肺蘇生とAEDを用いた除細動）④二次救命処置と心拍再開後の集中治療の4要素を提唱している（図1-3）。

①心停止の予防：心停止や呼吸停止となる可能性のある傷病を未然に防ぐこと。小児では交通事故，窒息や溺水などによる不慮の事故，成人では急性心筋梗塞や脳卒中発症時による心停止を防ぐことが重要である。また，心臓震盪（第4章第1節10参照）を含む運動中の突然死，窒息，入浴中の事故，熱中症（第4章第3節10参照）も心停止の原因となるため，予防することが重要である。

②心停止の早期認識と通報：突然倒れた人や反応のない人を発見したらただちに心停止を疑う。心停止の可能性を認識したら大声で応援を呼び，救急通報（119番通報）を行い，救急隊の早期到着に努める。

③一次救命処置（basic life support：BLS）：胸骨圧迫と人工呼吸による心肺蘇生，AEDの使用，窒息時には気道異物除去を行う。

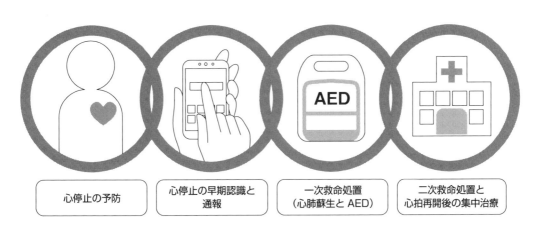

| 心停止の予防 | 心停止の早期認識と通報 | 一次救命処置（心肺蘇生とAED） | 二次救命処置と心拍再開後の集中治療 |

図1-3　救命の連鎖

④二次救命処置（advanced life support：ALS）と心拍再開後の集中治療：BLSのみでは心拍が再開しない患者に対し，医療機関で薬物や医療機器を用いて心拍再開への処置および社会復帰のための集中治療を行う。

2 一般市民による心肺蘇生法

　日本での一次救命処置方法については日本蘇生協議会（Japan Resuscitation Council：JRC）が国際蘇生連絡委員会（International Liaison Committee On Resuscitation：ILCOR）による国際コンセンサス（Consensus on Science and Treatment Recommendations：CoSTR）を元にガイドラインを作成しており，5年おきに改訂されている。ここでは「JRC蘇生ガイドライン2015」より「市民によるBLSアルゴリズム」を紹介する（図1-4）。

1）反応の確認と救急通報

　誰かが倒れるのを目撃した，あるいは倒れている傷病者を発見したときには，以下の手順で意識状態を確認し，救急通報を行う。

①周囲の安全を確認する：倒れている傷病者のもとに脇目も振らずに急いで駆けつけると，自分も被害に遭ってしまうことがある。周囲に危険なものがないか，例えば車の往来，落下物の危険，中毒を引き起こすガスの充満などを確認し，安全を確保した上で駆け寄る。

②傷病者の意識状態を確認する：肩を軽く叩きながら大声で呼びかけ，何らかの応答や仕草が見られなければ「意識なし」と見なす。肩を叩く際，首や頭が移動しないように軽く叩く。もし頸椎に損傷がある場合，肩を激しく叩くことでさらなる損傷を招く可能性があるので注意すること（第2章第2節参照）。

③一緒に救助してくれる人を呼び寄せる：反応がなければ第一発見者はその場は動かずに大声で叫び，「人が倒れています，誰か来てください」などと助けを求め，人を集める。

④救急通報とAEDを依頼する：助けに集まってきた人に，救急通報（119番通報）とAEDの手配を依頼する。その際，通報したかどうか，AEDの手配が出来たかどうかを確認するために，必ずこの場に戻るように伝える。119番通報後は電話は切らずに，消防隊の指示を仰ぎながら救命処置を行う。

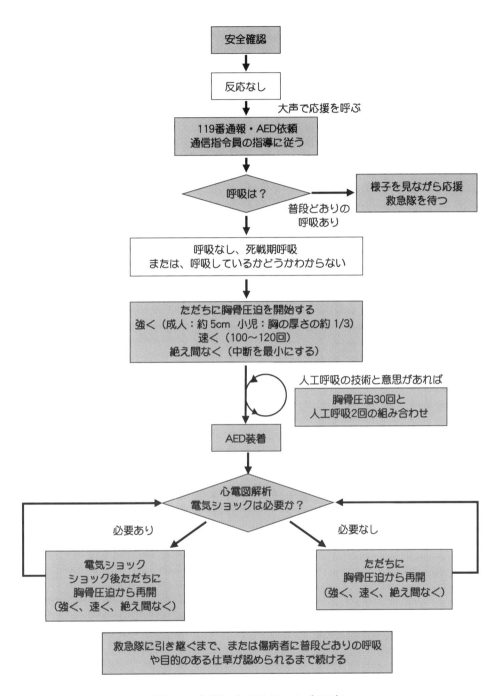

図1-4　市民によるBLSアルゴリズム

〔出典：一般社団法人日本蘇生協議会（2015）JRC蘇生ガイドライン2015オンライン版（一部改変）
https://www.japanresuscitationcouncil.org/wp-content/uploads/2016/04/1327fc7d4e9a5dcd73732e
b04c159a7b.pdf（2020/7/25アクセス）〕

２）呼吸の確認

　傷病者の頭の上の方から胸部と腹部を見て，胸と腹の上下の動き（呼吸をしているかどうか）を10秒以内で確認する（図１−５）。呼吸がない，呼吸はあるが普段どおりの呼吸でない（不規則な呼吸，呼吸回数が極端に少ない，いびきのような呼吸，あえいでいるような呼吸（死戦期呼吸）など），あるいは呼吸があるかどうかわからないときには心肺蘇生を始める。普段どおりの呼吸かどうかわからないときは，傷病者と同じように呼吸をしてみて息苦しいようであれば普段どおりではないと判断する（第２章第２節参照）。

　意識はないが呼吸は普段どおりの場合は，今後起こりうる嘔吐などに備え，回復体位（第３章第５節参照）にして救急隊到着を待つ。

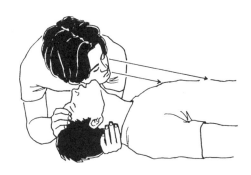

図1-5　呼吸状態の観察

３）胸骨圧迫：強く速く絶え間なく

　呼吸が普段どおりでなければ心臓も停止しているとみなし，脈拍測定は行わずに直ちに全身（特に脳や心臓）への血流再開のために心臓に人工的な圧迫（胸骨圧迫）を行う。「JRC蘇生ガイドライン2015」が「普段どおりの呼吸」がなければ胸骨圧迫を行うとしている理由は，胸骨圧迫が不要な傷病者に胸骨圧迫を行った時の不利益に比べ，胸骨圧迫を行うべき傷病者に胸骨圧迫を行わないことの不利益の方がはるかに大きいためである。また，脈拍が正確に測定できるのであれば心拍停止の指標となるが，一般市民や経験の少ない医療従事者にとって緊急時に脈拍の有無を判断することは非常に困難であり，脈拍ありと間違った判断を行うリスクもある。

①傷病者を仰向けに寝かせ，救助者は胸の横にひざまずく。

②胸の中央（胸骨の下半分）を，胸が約５センチ程度沈むように圧迫する。圧迫する時，
　一方の手の甲にもう一方の手を重ね，手のひらの基部を胸骨の下半分にあて，肘をまっ

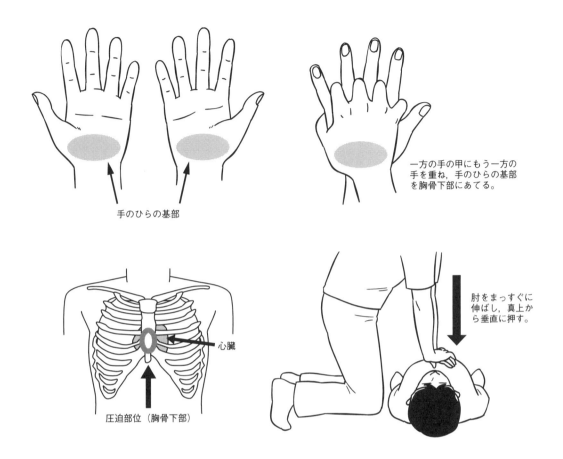

一方の手の甲にもう一方の
手を重ね，手のひらの基部
を胸骨下部にあてる。

手のひらの基部

心臓

圧迫部位（胸骨下部）

肘をまっすぐに
伸ばし，真上か
ら垂直に押す。

図1-6　胸骨圧迫の方法

　すぐに伸ばし真上から体重をかけるようにして押す（図1-6）。

③圧迫するテンポは1分間あたり100～120回である。

④圧迫と圧迫の間は，胸の高さが元に戻るまで圧を解除する。圧を解除するときには，
　圧迫部位がずれないように自分の手は傷病者の胸から離さない。

⑤救助者が複数いれば交代する。胸骨圧迫は強く速く絶え間なく行われることで効果が
　現れるため，救助者は1～2分ごとに交代し疲労による胸骨圧迫の質の低下を最小限
　とする。胸骨圧迫は心拍の再開，あるいは救急隊と胸骨圧迫を交代するまで継続する。

4）人工呼吸

　人工呼吸の技術を講習などで身につけており，かつ人工呼吸を行う意思がある場合に
は，人工呼吸も加える。窒息や溺水や子どもの場合では，低酸素が原因で心停止が生じ

ていることが多いため人工呼吸を行うことが望ましい。人工呼吸の実施に自信がない，あるいは実施をためらう場合には無理に行わず，胸骨圧迫のみを継続する。

①頭部後屈あご先挙上法（片手で傷者の額を押さえながら，もう一方の指先を傷病者のあご先に当てて持ち上げる）を行い，気道を確保する（図1-7）。

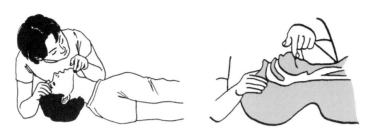

図1-7　頭部後屈あご先挙上法

②額を押さえていた手の親指と人差し指で鼻をつまむ（人工呼吸の息が鼻から出てしまうことを避けるため）。

③1秒かけて胸の上がりが見える程度の量を吹き込む。吹き込み過ぎは過換気を引き起こす可能性があるので注意する。吹き込んだら指を離し，傷病者の息が自然に吐き出されるのを待つ。これを2回続けて行う。もし十分に息が入らなくても吹き込みは2回までとし，胸骨圧迫を開始する（図1-8）。

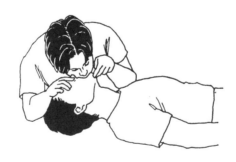

図1-8　頭部後屈あご先挙上法による口対口人工呼吸

④胸骨圧迫30回につき人工呼吸を2回行う。救助者が1名の場合は，胸骨圧迫30回，人工呼吸2回を1サイクルとして行い，2名以上いる場合には胸骨圧迫と人工呼吸を分担し，胸骨圧迫が行われていない時間を可能な限りなくす（図1-9，10）。

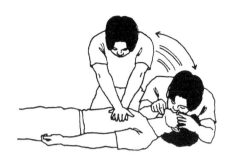

図1-9　心肺蘇生法（救助者1名）

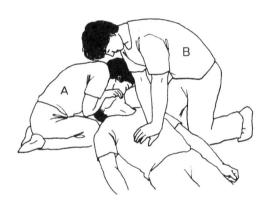

図1-10　心肺蘇生法（救助者2名）

⑤人工呼吸時には感染防護具を用いることが望ましいが，口対口による人工呼吸の感染
の危険性はきわめて低い。しかし，傷病者に危険な感染症があることが判明している
場合や血液などによる汚染がある場合は，感染防護具（一方向弁付き感染防止シート
やマスク）を使用する。

第3節　除細動の理解と手順

1　AEDとは

AEDはA：Automated（自動化された），E：External（体外式の），D：Defibrillator（除細動器）の頭文字で日本語では自動体外式除細動器である。心臓は完全にその動きを停止するまえにけいれんを起こしてブルブル震えている状態（心室細動や無脈性心室頻拍）になる。心室細動や無脈性心室頻拍では心臓は震えているがポンプ機能は失っており，そのまま放置すると完全な心停止（心静止）に移行する。傷病者の心臓がま

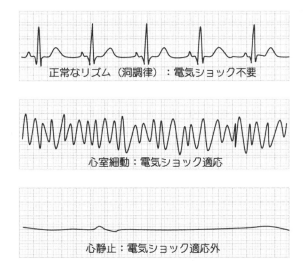

図1-11　AED適応の有無に関する心電図波形の例

だ震えているうちにAEDを用いて細動を取り除き（除細動），正常な心拍を再開できれば，傷病者を蘇生・社会復帰させることが出来る。しかし完全に心停止（心静止）していれば電気ショックは適応外である（図1-11）。AEDは心肺蘇生の手順をアナウンスで指示しながら自動で心電図を解析し，必要時は充電し電気ショックの指示を出すため，医療資格を持たない一般市民も使うことが出来る。

　一般市民がAEDを用いた心肺蘇生を行うと，傷病者の救命率や社会復帰率が飛躍的に向上することがデータで示されている（図1-12）。令和元年版　救急救助の現況（総務省消防庁）によると，平成30年中に一般市民が心原性心肺機能停止の時点を目撃した傷病者のうち，一般市民が心肺蘇生法を実施しなかった場合の1ヶ月後の社会復帰率は4.5％，一般市民が心肺蘇生法を実施した場合は12.5％，さらにAEDも使用した場合は48.2％である。しかしAEDは胸骨圧迫などの心肺蘇生法の実施と併せて用いる機器であり，基本の心肺蘇生法の技術習得が傷病者の救命のためには最も重要であることはいうまでもない。

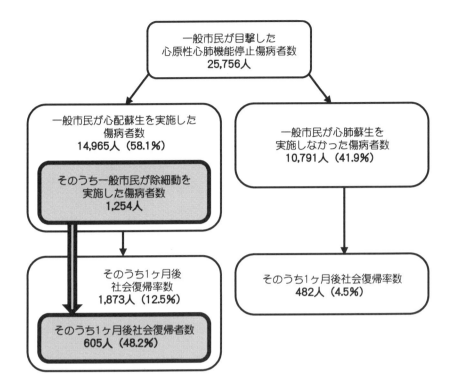

図1-12　一般市民が目撃した心原性心肺機能停止傷病者のうち，一般市民による心肺蘇生等実施の有無別の生存率（平成30年）

〔出典：消防庁（2019）「令和元年版救急救助の現況」第88図を参考にして作成https://www.fdma.go.jp/publication/rescue/items/kkkg_r01_01_kyukyu.pdf（2020/7/25アクセス）〕

2　AEDを用いた除細動の実施手順

　AEDは音声メッセージでパッドの装着から電気ショックの実施までの方法を指示するため，それに従えばよい。周囲が騒がしく音声メッセージが聞こえない場合には，周囲に静かにするように指示する。また，AED装着中もAEDが心電図解析を行うまで胸骨圧迫は中断せずに行う。大人の場合の手順と注意事項は以下の通りである。

①電源を入れる：AEDの蓋を開けて電源を入れる（自動で電源が入る機器もあり）（図1-13）。

②パッドを装着する：素肌に直に装着する。女性が傷病者の場合はパッド装着後に衣類やタオルなどを上から掛けて胸を覆うとよい。パッドは右前胸部（右鎖骨下）と左側胸部（脇の5〜8cm下）に貼付し，2枚のパッドで心臓を挟むようにする。もし胸が

13

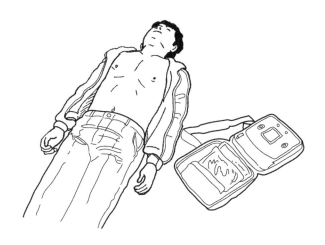

図1-13　AEDを傷病者の左側に置き，AEDのケースを開ける

〔出典：日本救急医療財団監修・心肺蘇生法委員会編著（2004）指導者のためのAEDを用いた救急蘇生法の指
　　針，へるす出版，p15〕

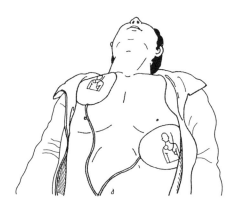

図1-14　電極パッドを直接貼り付ける

〔出典：日本救急医療財団監修・心肺蘇生法委員会編著（2004）指導者のためのAEDを用いた救急蘇生法の指
　　針，へるす出版，p17〕

　ぬれていれば拭き取り，貼り薬があれば剥がし残りの薬剤を拭き取り，胸に医療機器
が埋め込まれているような出っ張りがあれば，それを避けてパッドを貼る（図1-14）。
③コネクターを接続する：パッドとAEDをコネクターで接続する（接続されている機種
　もあり）。
④心電図を解析する：パッド装着後は「体から離れてください」という音声が流れた後
　にAEDが自動で2分おきに解析を繰り返す。解析中は傷病者の体に触れていると正し

く行えない場合があるため胸骨圧迫を中断し，他の救助者にも傷病者の体から離れるように指示を出す。

⑤電気ショックの必要性を判断する：心電図の解析後「電気ショックが必要」とのアナウンスがあれば，自分および他の救助者に傷病者から離れるように大声で指示し，誰も触れていないことを確認してからショックボタンを押す。「ショックは不要」との指示があれば，心臓が完全に停止している状態であるため，直ちに胸骨圧迫から心肺蘇生を再開する。また，正常な心拍が認められたときにも「ショックは不要」との指示がある。その場合には意識の回復や呼吸の再開を確認したうえで胸骨圧迫を中止する。

⑥正常な心拍が再開しても再度心室細動に陥る可能性があるため，AEDの電源は切らず，パッドも剥がさずにそのまま救急隊に傷病者を引き渡す。

3　小児・乳児に対する心肺蘇生とAED

「JRC蘇生ガイドライン2015」では，傷病者の年齢に関係なく一次救命処置を実施できるよう簡素化している。成人と小児（1歳〜8歳未満），および乳児（1歳未満）の心肺蘇生法とAEDの手順と手技は基本的に同じである。また小児や乳児の場合は呼吸状態の悪化により心停止に陥ることが多いため，胸骨圧迫に加えて人工呼吸も合わせることが望ましい。

以下に成人と異なる手順と手技について示す。

1）小児（1歳〜8歳未満）の場合

⑴　**胸骨圧迫**（図1-15）

体格に応じて両手または片手で，胸の厚さ3分の1が沈むほど強く圧迫する。

⑵　**AEDパッドの貼付**

未就学児の場合には小児用の電極パッドがあれば使用し，なければ大人用を使用する。パッドは胸の中央と背中の中央に心臓を挟むように1枚ずつ貼る（図1-18）。小学生や中学生以上の傷病者には成人用パッドを使用し（小児用パッドを用いると電気ショックの効果が不十分になる），2枚のパッド同士が接触しないように右前胸部と左側胸部に貼付する。

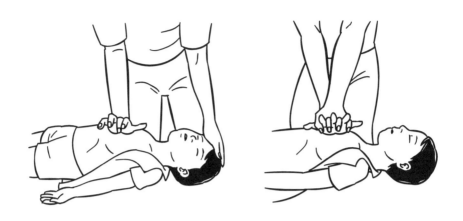

図1-15　小児（1歳〜8歳未満）に対する胸骨圧迫

2）乳児の場合

(1)　**胸骨圧迫**（図1-16）

　乳児の場合は乳頭を結ぶ線の少し足側のあたりの胸骨を，胸の厚さの約1/3が沈むまで指2本で押す。

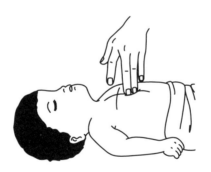

図1-16　乳児（1歳未満）に対する胸骨圧迫

(2)　**人工呼吸の方法**（図1-17）

　頭部後屈あご先挙上を行い，救助者は大きく開いた口で乳児の口と鼻を一緒に覆い，胸が軽く上がる程度まで息を吹き込む（口対口鼻人工呼吸）。

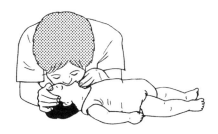

図1-17　乳児（1歳未満）に対する頭部後屈あご先挙上による人工呼吸

⑶　AEDパッドの貼付

　小児用パッドを用いる。小児用がなければ成人用を用いる。胸の中央と背中の中央に心臓を挟むように1枚ずつ貼る（図1-18）。

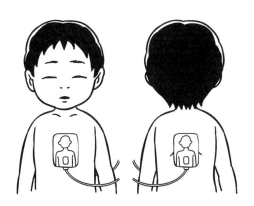

図1-18　小児用パッドの貼り付け位置

第2章

フィジカルアセスメント

第1節 フィジカルアセスメントの目的

　フィジカルアセスメントとは，園児，児童・生徒の健康の維持・増進・回復のために，問診とフィジカルイグザミネーション（視診, 触診等）を用いて，健康状態に関する様々な情報を収集して身体的健康問題を明確にすることである。つまり，「フィジカル＝身体的な」「アセスメント＝情報をもとに査定」を，意図的に収集，判断を行い，全身の健康状態を根拠にもとづき緊急度，優先順位を的確かつ系統的に査定する思考過程のことである。

　身体を系統的に見ることの重要性は園児，児童・生徒の訴えや受傷時の異常の早期発見と身体症状の情報収集とともに，心理的・社会的情報収集につながり，的確なフィジカルアセスメントが的確な支援につながり，子どもたちの命をも救うことができる。また子どもに関わる人々は子どもの健康の指導などの教育活動に活用し，実施した処置や対応方法を評価することで，子どもたちの安全を守る大きな役割がある。

　保育所や幼稚園，学校は子どもたちが多くの時間を過ごす場所である。医療機関とは異なる場で，緊急事態が発生した場合に，命に関わるのか，緊急性はどうなのかの「問題の所在」を正確にアセスメントし，どのように対応するのかを見極め行動することが重要である。具体的な手順を図2-1に示した。

参考：ヘルスアセスメントの定義

養護教諭が児童生徒等についての身体的・心理的・社会的な側面に加え，生活習慣などの情報を収集・分析した結果，心身の健康や発育発達の状態を総合的に査定することである。ヘルスアセスメントは，養護教諭の処置・対応の根拠や必要性を判断するために養護診断に先行して，または，養護教諭の判断や対応の結果を評価するものとして行われる。
〔出典：日本養護教諭教育学会（2012）養護教諭の専門領域に関する用語の解説集, p.25（部分引用）〕

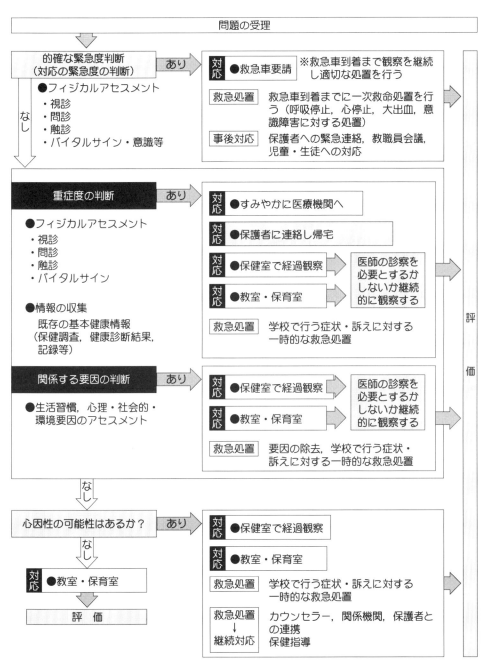

＊すべてのプロセスにおいて後対応として，保護者への連絡，必要に応じて学校・園内外の関係者
　に報告，連携を行う。また個別の健康指導，共通の要因がある場合は集団の健康指導へとつなげ
　ていく。
＊最初は軽症と判断しても時間の経過と共に増悪する場合があるのでフィジカルアセスメントは継
　続することが重要である。

図2-1　フィジカルアセスメントの具体的な手順

第2節 バイタルサインの観察方法

　バイタルサインとは，生命の（Vital）徴候（sign）であり，人（ヒト）が生きている状態を示す所見のことである。突然の事故や人が突然倒れるなどの事象が発生した時，大出血，心停止，呼吸停止，意識障害等の症状が認められた際には，緊急の手当を必要とする。

　全身状態を把握し，手当の緊急性を判断するバイタルサインの基本的な所見として，意識，呼吸，脈拍，血圧，体温について説明する。

1 意識

　意識とは，中枢神経系の生命活動の指標であり，「覚醒していて自分自身と周囲の事柄を明確に認識できる精神状態」を意識清明と判断する。意識がはっきりしないときには，脳に何らかの異変が生じていることが考えられる。意識の状態は，時間の経過とともに変化するため，改善しているのか，悪化しているのかを丁寧に観察する。

　意識の障害には，一過性に意識が消失する失神と，一過性ではない意識混濁があり，意識混濁は以下の5段階に分けられる。

(1) 錯乱

　軽度の意識混濁。なんとなくぼんやりしている状態で，周囲に対する認識や理解は低下し，思考の清明さや記憶の正確さも失われる。

(2) 傾眠

　中等度の意識混濁。刺激に応じて覚醒するが，放っておくと眠ってしまう状態。

(3) 混迷

　中等度の意識混濁。身体的・精神的表出はないが，痛みや大きな音，強い光には反応する状態。

(4) 半昏睡

　重度の意識混濁。強い痛み刺激などに対し，逃避するような反応を示す状態。

(5) 昏睡

　重度の意識混濁。完全な意識消失状態。強い痛み刺激に対してもほとんど反応を示さ

表2-1　Japan Coma Scale（JCS）

Ⅰ．刺激しないでも覚醒している状態 －1桁の意識障害 　1．だいたい意識清明だが，今ひとつはっきりしない（※あやすと笑うが声を出して笑わない） 　2．見当識障害がある（※あやしても笑わないが視線は合う） 　3．自分の名前，生年月日が言えない（※母と視線が合わない）
Ⅱ．刺激すると覚醒する状態（※刺激を止めると眠り込む）－2桁の意識障害 　10．普通の呼びかけで容易に開眼する（※飲みものを見せると飲もうとする） 　20．大きな声または体を揺さぶることにより開眼する（※呼びかけると開眼し目を向ける） 　30．痛み刺激を加えつつ呼びかけを繰り返すと辛うじて開眼する
Ⅲ．刺激しても覚醒しない状態 －3桁の意識障害 　100．痛み刺激に対し，はらいのけるような動作をする 　200．痛み刺激に対し，少し手足を動かしたり，顔をしかめる 　300．痛み刺激に反応しない

注）R：Restlessness（不隠），I：Incontinence（失禁），A：Apallic state（失外套症候群）またはAkinetic mutism（無言無動）　これらの状態があれば，数字の後に-Rや-Iや-Aを追記する。
（※）は小児Japan Coma Scale

ない状態。

　意識レベルの定量化として，Japan Coma Scale（JCS）（表2-1）が最もよく用いられる。この方法は，意識障害レベルの定量的表現法「3-3-9度方式」と呼ばれ，覚醒（開眼）している状態をⅠ群（1桁の意識障害），刺激すると覚醒（開眼）するものをⅡ群（2桁の意識障害），刺激しても覚醒（開眼）しない状態をⅢ群（3桁の意識障害）と3群に分類し，さらに各群をそれぞれ3段階に分け，意識清明である場合を"0"として全部で10段階に分けて表現したものである。

1）意識の観察の手順（図2-2）

(1)　意識の有無の確認

①耳元で，名前を呼ぶなど声をかける。

②軽く肩をたたく。乳幼児の場合は，足の裏をたたく。

③痛み刺激を与える。

(2)　意識の程度の確認

①耳元で大きな声で名前を呼ぶ，体を揺さぶるなどをすると開眼する。

②耳元で大きな名前を呼んでも反応がないが，痛み刺激を与えると体を動かしたり，顔をしかめる。

③痛み刺激を与えても全く反応しない。

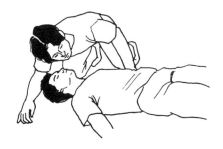

図2-2　意識状態の観察

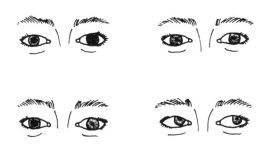

図2-3　瞳孔の観察

〔出典：日本赤十字社編（2005）救急法講習教本，日赤会館，p.10〕

⑶　瞳孔の程度の確認（図2-3）

①仰向けにて，左右の上眼瞼を開け，瞳孔を比較し，意識の状態を観察する。

②意識がなく，瞳孔が大きく開いている場合（瞳孔散大）は，危機が迫っていると判断する。

③意識がなく，瞳孔の大きさが左右異なっている場合は，両眼ともに左右あるいは左に偏っている場合は，脳内に異変が起こっている。

意識レベルの定量化として，Japan Coma Scale（JCS）の他に，Glasgow Coma Scale（GCS）がある。

表2-2　Glasgow Coma Scale（GCS）

開眼（Eye opening）
　E 4　自然に開眼
　E 3　命令（強い呼びかけ）すると開眼
　E 2　痛み刺激で開眼
　E 1　痛み刺激でも開眼しない

言葉による応答（Verbal response）
　V 5　見当識が保たれている
　V 4　会話はするが見当識が混乱
　V 3　発話はみられるが会話は成立しない
　V 2　意味のない発生
　V 1　言語応答なし

運動による応答（Motor response）
　M 6　命令通りに四肢を動かす
　M 5　痛み刺激に対して手で払いのける
　M 4　指への痛み刺激に対し四肢を引っ込める
　M 3　痛み刺激に対し緩徐な四肢の屈曲
　M 2　痛み刺激に対し緩徐な四肢の伸展
　M 1　運動反応なし

注）記述は，「E　○点，V　○点，M　○点，合計○点」と表現する。正常は合計15点，最低は３点。点数
　　が低いほど意識レベルが低いと判断する。
〔出典：独立行政法人日本スポーツ振興センター（2011）学校における突然死予防必携　第２版〕

2 呼吸

　生命の維持のためには，酸素を外界から取り入れ，代謝の結果生じた炭酸ガスを外界に排出する必要がある。健常成人の呼吸数は１分間12 〜 20回，新生児は30 〜 60回であり，年齢が高くなるに従い減少する。

　動脈血酸素飽和度（SaO_2）は，動脈血中の全ヘモグロビンに対する酸素ヘモグロビンの百分比であり，動脈血中にどれだけ酸素が含まれているかを示す指標である。SaO_2は年齢に関わらず，通常97 〜 100％である。SaO_2は動脈血を採取し分析器で測定する必要があるため，臨床では，経皮的に酸素飽和度SpO_2を測定するパルスオキシメータがよく使用される。健常者のSpO_2は96 〜 98％であり，普段の値より３〜４％が低下した場合，急性増悪を疑う。

1）呼吸の観察の手順（図2-4）

　呼吸は，胸郭の動きや口・鼻の空気の出入りする音を聞き，呼吸の有無や息づかいを調べる。

(1)　胸郭や腹部の動きを確認

①胸郭や腹部が仰臥位で上下に，深く動いているか確認する。

②あえぎ呼吸（深く息を吸い，早く息を吐くことが数回続いた後に無呼吸となる呼吸），下顎呼吸（息を吸うときに下顎を動かして空気を飲み込むような呼吸），鼻翼呼吸（息を吸うときに小鼻が広がり，息を吐くときに小鼻が縮まる呼吸）は，心停止にみられる死戦期呼吸（第4章第3節2参照）と呼ばれ，一見呼吸をしているように見えるが，肺に十分な空気が入っていない。

③起座呼吸は，仰臥位では呼吸困難が増強するため，自発的に状態を起こしてしまう状態である。気管支ぜん息発作や肺水腫などでみられる。

④陥没呼吸は，吸気時に胸骨上窩，肋間，肋骨弓下が胸部の内側に向かって引き込まれるように凹む呼吸である（図4-36参照）。ただちに酸素吸入が必要な場合があり，酸素飽和度をモニターしながら観察する。

⑤肩呼吸は補助呼吸筋と呼ばれる，大小胸筋・前鋸筋の収縮の効果を高めるために，呼吸と共に両肩を上下させる動きを伴う。呼吸困難が強くなるとみられる。

(2)　呼吸音の確認

①気道の狭窄や異物，痰などによって気道が閉塞すると「ゼーゼー」「ヒューヒュー」などの音が確認される。

②呼吸がない場合は，胸郭の動きが認められず，口や鼻に空気の出入りする音が聞こえない。

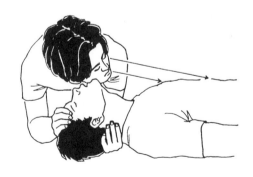

図2-4　呼吸状態の観察

3　脈拍

脈拍は心臓の収縮によって血液が送り出されることによる動脈の圧変化を，体表近くを通る動脈に触れることで拍動として感じられる。心臓の収縮力と動脈血管壁の状態を反映する重要なバイタルサインである。

安静にしているのに120回/分以上の場合は危険である（表2-3）。

表2-3　1分間の正常脈拍数

新生児：130～145
乳　児：110～130
学　童：80～90
成　人：60～80
老　人：成人よりやや少ない

1）脈拍の観察の手順（図2-5）

脈拍は，皮膚の表面近くにあり，触知しやすい手首（橈骨動脈）や頸部（総頸動脈），大腿部（大腿動脈）などの部位で触れる。示指，中指，薬指の三指の掌面を皮膚面に密着して，脈拍の有無，脈拍数，リズムの状態，脈拍の緊張度，などを触知する。

⑴　脈拍の確認

①手首（橈骨動脈）等の末梢動脈で拍動が触れにくい場合，血圧が下がっていることが考えられ，その場合は，頸部（総頸動脈）や大腿部（大腿動脈）で確認する。

②脈拍が触れない場合，血圧低下や心停止が疑われるが，呼吸があれば，心臓は停止していない。

③乳幼児の場合は，大腿部（大腿動脈）もしくは，上腕内側（上腕動脈）で確認する。

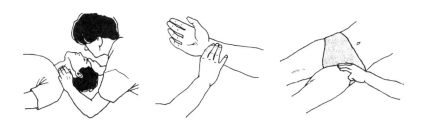

図2-5　脈拍の測定

⑵　脈拍数

1分間あたりの脈拍数を計測する。リズムが一定で不整脈がない場合には，15秒間または20秒間，30秒間の計測をおこない，その値を1分間に換算してもよい。リズムが不整である場合は必ず1分間数える。

①頻脈：脈拍数が乳児は180/分以上，学童は120/分以上，成人は100/分以上で，全身組織の酸素需要が増大（運動時，感染症，発熱時など）や心拍出量低下（心不全，出血，脱水，心筋炎など）で見られる。

②徐脈：乳児は90/分以下，幼児は90/分以下，学童は50/分以下，成人は60/分以下をいう。マラソンランナーなど持久力を要する運動選手は安静時心拍数が40回以下ということもあり，徐脈は必ずしも病的ではない。徐脈によって失神，低血圧，心不全などが誘発されるような場合は病的であり，治療を要する。自律神経の働きで血圧上昇，顔面紅潮などが同時にみられる。

(3) リズムの状態

健常者の脈拍は一定のリズムを持って律動する（整脈）。しかし，脈拍の間隔が一定でない不規則なものを不整脈といい，不整脈は心疾患の重要な所見である。

4 血圧

血圧は，循環する血液のポンプとして左心室の収縮により全身に血液を送るときの圧力のことであり，血圧測定は年齢や体格に応じた幅のマンシェットを上腕に巻き，間接的に動脈を圧迫して測定する。一般的に，測定は，心臓に近く測定しやすい上腕動脈でおこない，収縮期血圧（最高血圧），および，拡張期血圧（最低血圧）を測定する。

血圧は成長と共に上昇する。高血圧と判断する基準は，(収縮期血圧 mmHg, 拡張期血圧)の順に，幼児（120, 70），小学校低学年（130, 80），小学校高学年（135, 80），中学校男子（140, 85），中学校女子（135, 80），高等学校（140, 85）である。

5 体温

体温は，体内（主に筋肉や肝臓）で生産される熱（熱産生）と体表で喪失する熱（熱放散）のバランスの指標である。外気温の変化や身体活動によっても，体温はわずかな範囲での調整が行われ，恒常性を保ち，生命維持に必要な代謝活動を示唆している。

体温は，一般的には電子体温計を用いて腋窩温で測定する。前額（おでこ）に赤外線を当てる非接触型体温計がある。腋窩温は測定が簡便であるが，最も核心温度（深部体温）に近いとされる直腸温より1℃程度，口腔温より0.5℃程度低い温度である。

6　その他

　手当の緊急性を判断する所見として，バイタルサインとともに，以下の項目を確認する。

1）顔色や皮膚の色

(1)　蒼白

　顔色，皮膚の色が白く，皮膚が冷たく湿った状態。大出血による血圧低下，心拍出量の低下による血液循環の悪化が考えられる（ショック症状）。

(2)　チアノーゼ

　顔色，手足の色，特に唇，爪の色が青黒くなった状態。呼吸困難，右→左シャントがあるチアノーゼ性の先天性心疾患，中毒による血液中の酸素不足が考えられる。

(3)　赤みを帯びた色

　顔色，皮膚の色が赤みを帯びた状態。血圧上昇や一酸化炭素中毒，熱中症などが考えられる。

2）手足を動かせるか

①意識があるにも関わらず，手足が動かせない場合には，脳・脊髄・末梢神経を損傷していることが考えられる。

②骨折の場合は，骨折部から末梢部が動かせないことがある。

③片側の手足が動かせない場合は，脳に異常がある場合が考えられる。

④両手と両足を動かせない場合は頸髄の損傷，両足を動かせない場合は，腰髄の損傷が考えられる。

3）呼気の臭い

　呼気の臭いによって以下，表2-4の状態が考えられる。

表2-4　呼気の臭いと疑われる状態

アルコール臭	急性アルコール中毒
アセトン臭	糖尿病ケトアシドーシス （高血糖による昏睡）
尿臭	尿毒症
アンモニア臭	肝不全
薬物臭	急性薬物中毒
ガス臭	一酸化炭素中毒

コラム① 　突然死につながる不整脈

　不整脈とは，本来規則正しく拍動する心臓が何らかの原因で起こる拍動異常であり，身体活動維持に必要な血液を十分に送り出せなくなる。特に，心室細動は最も危険な不整脈であり，心筋梗塞や心筋症の基礎心疾患を有する人で発症しやすい。心室細動は，心室が１分間に300回以上不規則に震えるようにけいれんする状態のことであり，突然死につながる。直ちに，AEDなど電気的除細動（電気ショック）を用いて，正常の心臓のリズムに戻す必要がある。

　日本における突然死の発症数は，年間およそ５万人と推定されている。突然死の一般的な危険因子として，年齢（高齢＞若年），性別（男＞女），突然死の家族歴，心拍数（＞75/分），生活習慣（喫煙，食事など），激しい運動，高血圧，糖尿病，左室肥大などが挙げられている。

　学校管理下における突然死は平成11年から平成20年までの10年間で年間35〜85件で推移しており，死亡全体の57％（567件）を占めている。とりわけ突然死の中で心臓系突然死が71.3％（404件）と圧倒的に多く占めており，学校種別に見ると高等学校49％（198件），中学校31.6％（128件），小学校14.9％（60件）の順となっている。

　突然死の多くは，運動に伴って発生する致死的不整脈と考えられているが，基礎心疾患が事前に指摘されていない場合や原因が特定されないことが多くみられる。近年，スポーツ活動中にボールなどが前胸部，特に心臓の直上に加わった衝撃による致死的不整脈（心臓震盪という）が報告されている。心臓震盪の発症年齢は18歳以下で多く，胸壁が薄く柔らかいため前胸部にボールが当たった衝撃が心臓に伝わりやすいことが原因として考えられている。

第3節　観察の基本と方法

　対象の状態を的確に把握するためには，様々な角度から情報収集する必要がある。観察というのは注意深く観るというだけではなく，手で触れること，音を聞くこと，臭いを嗅ぐこと，測定することなど多様である。また，大人は自分の症状を言葉で訴えられるが，低年齢児の場合言葉で表現できないので，啼き方や機嫌の良し悪しから何らかのサインを読み取ることがポイントになる。また，本人から訴えがなくても，「なんとなく変」と感じた時は病気の始まりであることが少なくない。このように普段の調子をよく把握しておくことが異常の早期発見につながることを念頭にいれながら，自分の五感を最大限活用して観察していく。観察の方法として，問診・視診・触診などがある。

1）問診

　訴えを聞く。

①発症の様子（いつから，どのように起こったか）

②増悪・改善因子（どんな時悪くなり，どんな時良くなるか）

③症状の性質（どのような感じ方か，どの程度か）

④部位（どこの症状か）

⑤随伴症状（主訴以外の症状はないか）

⑥時間経過（以前にも同じ症状があったか，どれくらい持続しているか）

2）視診

　問診をしながら観察する。表情，目つき，対光反射*，顔色，皮膚の色，発疹の有無，呼吸の様子，手足の動かし方，姿勢，歩き方等，全身を観察することを基本とする。そのうえで，主訴の部位について観察をする。たとえば，腹痛を訴えた場合には表情や顔を見れば痛みの程度がアセスメントできる。本人に痛みのある部位を手で触るなどして教えてもらい，そこを中心に周辺まで観察し皮膚色や傷や発疹などがないか確認する。

＊対光反射…左右の眼瞼を開いて片方の眼球の視野の外（耳側又は下側）から敏速にペンライトの光を当て，瞳孔が収縮する反射（直接対光反射）と光を当てない反対側の瞳孔の収縮（間接対光反射）をみる。正常な場合は瞳孔の収縮は速やかである。部屋を薄暗くすると瞳孔が散大して観察しやすくなる。

3）触診

視診と合わせて，手で触り観察部位の硬さや温度，触った時の訴えなどを観察する。

こんなときどうする① 　虐待が疑われるとき

このような子どもはいませんか。

毎日同じ服を着ている・朝から空腹を訴える・体が臭う・大人が手を挙げた時，頭をかばう動作をする・傷やあざが絶えない・友達に暴力をふるう・着替えるのを嫌がる。このような様子から身体的虐待・心理的虐待・ネグレクト・性的虐待に気づいたら，あるいは疑ったら，どうすればよいでしょうか。

虐待を疑った場合の対応の基本は，一人で抱え込まないことです。管理職に報告して園や学校全体で一貫した対応をとりましょう。相手の話をよく聴き，受容することで信頼関係を大事にしましょう。情報共有（画像や記録を含む）と，秘密保持が求められます。虐待は子どもに対する重大な人権侵害で，一刻も早く救ってあげなければなりません。発見した場合は市区町村，児童相談所，都道府県が設置する福祉事務所のいずれかに通告してください。通告の義務は児童虐待防止法でも定められていて，守秘義務違反にはなりません。

第 3 章

応急手当の基本

　応急手当（応急処置）とは，急な病気や怪我をした人を助けるための最初の行動である。応急処置の目的は，どのような状況においても誰によっても開始されうる。人の命を守り，苦痛を和らげ，それ以上の病気やけがの悪化を防ぎ，回復を促すことである（JRC蘇生ガイドライン2015）。自身や家族，友達のいのちを守るように行動するには，小児期から研修を通して支援する。急な傷病者に適切に応急処置をすれば，後の治療を長引かせず，後遺症を予防し救える生命がある。

　救急蘇生は，「一次救命処置」と「その他の応急手当」からなる。
　「一次救命処置」は，救命の研修を受け技能を修得した一般人が，疾病や外傷で心肺機能停止した傷病者に，急変後直ちに「心肺蘇生」「自動体外式除細動器AEDによる除細動」「気道異物除去」を行い，医療従事者に引き渡すまでの救命処置を指す（第1章参照）。
　「応急手当」は，一次救命処置以外で生命維持に直結しない初期の手当である。止血法，やけどの手当て，頸椎固定など，心停止以外の一般的な傷病に対して，その悪化を回避することを目的に市民により行われる最小限の諸手当である。

　急傷病者に遭遇したら，以下の点に留意する。
①周囲の状況を観察し，傷病者と救助者の身体安全を確保する。
②気道の開通，呼吸，循環，意識，体温を迅速に評価し，一次救命処置が必要かを判断する。
③フィジカルアセスメントを行う。バイタルサインを迅速に評価し，経過と共に症状が悪化しているか，医療機関を直ちに受診する緊急度と重症度を判断する（第2章参照）。心肺停止，大出血，意識障害，中毒，ひどい熱傷は緊急度が高い。災害時には多数の傷病者の手当の優先度を判断する。緊急度と重症度を判断するのも救急蘇生に含まれる。
④傷病者を保温する。呼吸や疼痛が楽になるような体位をとらせる。罨法により解熱や疼痛軽減を図り，安静に努める。
⑤以下の応急手当を行う（主治医と家族の依頼があれば可能な応急手当を含む）。
　・疾病や症状に対する応急手当：アナフィラキシーに対してエピペン® 注射，低血糖

に対してグルコースを与える，てんかん発作に対して抗けいれん作用の頓用薬を挿肛

・事故や外傷に対する応急手当：出血に対する直接圧迫止血，骨折・捻挫・脱臼に対して患部の安静と疼痛を緩和する固定法と包帯法，目・耳・鼻の異物除去，目の異物除去

などである。

⑥傷病者に苦痛を与えないよう，適切に医療機関へ搬送する。

第2節 止血法

1 止血の重要性

血液は心・血管系の中を循環する液体であり，成人では体重の約8％を占め，60kgの場合4〜5リットルになる（体重1kgあたり約70ml）。血液は血球と血漿からなり，血球には赤血球，白血球，血小板がある。血球の大半は赤血球であり，酸素を全身の組織に供給する役割を担っている。外傷などにより多量に出血すると，血管内の循環血液量の減少と酸素供給不足を引き起こし，全身の臓器の機能障害が生じる。また，一般に血液の20％（500-800ml）が急速に失われると出血性ショックを引き起こし，30％（1000-1200ml）を失えば生命の維持が危ぶまれる。そのため，大出血が見られる場合には救急現場に居合わせた人（バイスタンダー（bystander））による止血が行われることが望まれる。

2 出血の種類と止血の機序

出血には破れた血管の種類により動脈性出血，静脈性出血，毛細血管性出血に分かれる（図3-1）。

1）動脈性出血
鮮やかな赤色（鮮紅色）の血液が，心臓の拍動にあわせて勢いよく吹き出す。太い動脈では大量出血し，緊急に止血しなければ出血性ショックとなり死にいたる。

2）静脈性出血
暗赤色の血液がジワジワと湧き出るように出血する。細い静脈の出血は容易に止血できるが，太い静脈では大量出血にいたることがある。

3）毛細血管性出血
毛細血管からにじみ出るような出血で，色は動脈血と静脈血の中間色である。放置し

ておいても止血することが多
い。

　損傷した血管からの出血は，
血管，血小板，血漿中の凝固因
子の複雑な相互作用によって止
血される。血管が損傷すると局
所の血管が収縮し血流を減少さ
せ出血を抑える。さらにその部
位に血液中の血小板が凝集し，
血小板血栓を作り損傷部位を塞
ぐ。これを一次止血という。細
い静脈や毛細血管性の出血の場
合にはこの血栓のみで充分な止
血効果がある。さらに血漿中の
様々な凝固因子が次々に活性化
し，血小板血栓を繊維組織（フィ
ブリン）で固めて強固な血栓を
形成する。これを二次止血という（図3−1）。

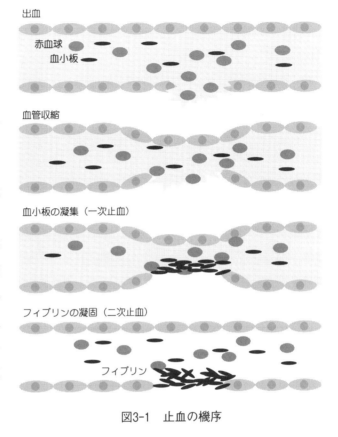

図3-1　止血の機序

　一般市民による応急手当の範囲での止血の基本的な方法は，出血部位を圧迫し血液の
流れを止めて止血を促す方法である。細い静脈や毛細血管性出血の場合には出血部位の
圧迫で十分止血可能である。動脈や太い静脈の損傷により大出血を起こしている場合に
は，出血部位を確認しつつ，ショックなどの全身状態にも注意しながら止血を行う必要
がある。ショックにより血圧が低下すれば出血量も減少するが，ショックが回復し血圧
が上昇すれば再出血することもあるので注意が必要である。

3 止血の具体的な方法

1）直接圧迫止血法

　出血に対する基本の方法で，止血法の第一選択である。頭部，顔面，頚部，腰背部，
四肢など深部に骨などの硬い組織がある場所で有効である。出血部位を確認した後，そ
の部位より大きめの清潔なタオルやガーゼ，布などを直接あて，その上から手で強く圧

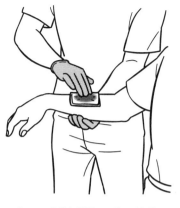
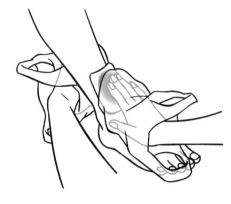

ビニール手袋を着用してガーゼなどで
出血部を圧迫する

手袋の代わりにビニール袋を
利用する

図3-2　直接圧迫止血法

迫する（図3-2）。出血が持続している場合は圧迫を続け，止血できればその布をテープや包帯などで固定する。出血部位に当てているガーゼ等に血がにじみ出てきた場合には，上から新しいガーゼ等を追加し圧迫し続ける。手で出血部位を圧迫するときには標準予防策（スタンダード　プリコーション）を取り（第3章第7節参照），感染防止のためにゴム手袋を着用するか，なければビニール袋などを手袋の代わりに用いる。

2）間接圧迫止血法

　出血部位より心臓に近い動脈（止血点）を指や手で圧迫して止血する方法である（図3-3）。広範囲の挫滅創や切断した手足，太い血管の損傷など，直接圧迫止血が行えない場合に行うことが推奨されていた。しかし，この方法は動脈の位置の確認が必須であり，訓練を受けていない場合には止血点を見つけることが困難となる。また，「IRC蘇生ガイドライン2015」では，「出血をコントロールするための，止血点止血法や四肢の挙上を支持するエビデンスは不十分」であり，「外出血に対しては，これまで通りまず直接圧迫止血法を行うことを勧める」と結論づけている。日本救急医療財団心肺蘇生法委員会監修の「救急蘇生法の指針2015」では，一般市民が行う止血方法として，間接圧迫止血法は紹介されていない。

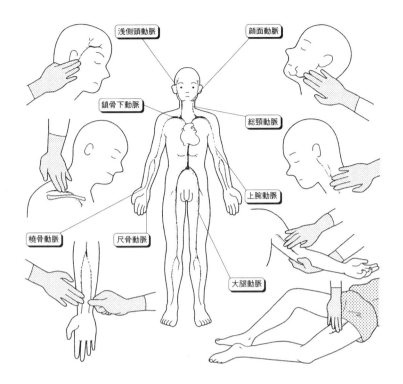

浅側頭動脈　顔面動脈　鎖骨下動脈　総頸動脈　上腕動脈　橈骨動脈　尺骨動脈　大腿動脈

図3-3　間接圧迫止血法

〔出典：岡田彩子（2005）Latest看護技術プラクティス，竹尾惠子監修，学習研究社，p.250〕

4 止血が困難な時

　圧迫していても出血が治まらず，血液がタオルなどからしみ出てくる場合は，圧迫部位と出血部位がずれている，圧迫している力が弱いことが考えられる。もう一度出血部位を確認し，再度圧迫する。

　四肢の動脈の損傷や切断など，直接圧迫止血が困難で出血により生命の危機が迫っていると判断される場合には，四肢に限って止血帯を用いた止血法（緊迫止血）を行うことが可能である。止血帯は専用の止血帯（ターニケット）の他，三角巾，タオル，ネクタイ，ベルトなどでも代用可である（図3-4，5）。この方法は出血部位の末端の血流を完全に遮断するため，末梢の組織が虚血状態になりその後の機能障害をもたらす。安全かつ適切に実施するにはこの方法に習熟する必要があるため，一般市民の場合は直接圧迫止血法を優先に行い，止血帯法は生命の危機が迫っている場合に行う最後の手段であると理解する必要がある。止血帯を用いた場合には止血を開始した時刻を必ず記録し

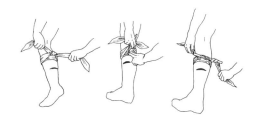

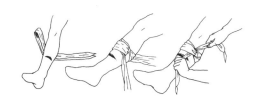

図3-4　止血帯のかけ方（三角巾と棒を用いる場合）　　図3-5　止血帯のかけ方（三角巾だけを用いる場合）

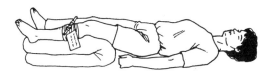

図3-6　傷票（札）の付け方

（図3-6），長時間継続して止血をする場合は30分程度を目安に止血帯を緩め，いったん血行を再開させた後，止血を再開する。

　また，血小板や血液凝固因子の減少が見られるような疾患（造血機能の障害：再生不良性貧血や急性白血病等，凝固因子の異常：血友病等，凝固因子を産生する肝臓の疾患：肝硬変等）があると止血機構に異常をきたす。小さな傷であるにもかかわらず止血が困難な場合には，上記のような疾患の可能性があるため医師の診察を受ける必要がある。

　内出血には出血部位の圧迫の他，出血部位を心臓より上に挙上し重力により出血量を抑えたり，出血部位を氷などで冷却し血管の収縮を促したりすることも有効である。出血部位を安静にすることを含めた4つの処置（安静（Rest），冷却（Ice），圧迫（Compression），挙上（Elevation）：RICE処置）を傷病者の状況に応じて行うとよい（第3章第3節　コラム②参照）。

第3節　固定法と包帯法

第3節の1　固定法

　固定法とは，骨折や捻挫，脱臼が生じた際に，患部の動揺を防ぎ，患部の安静，痛みの緩和，出血の防止，組織の二次的な損傷の防止を目的に行われる処置である。

1　固定時の注意点

①骨折が疑われる場合は骨折として処置する

②出血と骨折が同時にある場合には止血を優先させる

③患部の変形がある場合，元に戻そうとせず，そのまま固定する

④固定する際，できるだけ患部を動かさないようにする

⑤包帯等によって血流が悪くなっていないか，固定後もよく観察する

2　使用用具

(1)　**副子**

　副子は，骨折部の動揺を防ぐために，四肢や体幹に当てる支持物を指す。シーネ，スプリント，ブレイスとも呼ばれる。

(2)　**副子の種類**

　クラメール副子，木製副子，ソフト副子，空気圧副子など様々である（図3-7）。それぞれの特徴を踏まえ，緊急時のために常備しておくとよい。

(3)　**副子の代用となるもの**

　身の回りにあるものを副子の代用として使用することができる。

①そのまま使えるもの：板切れ，棒，杖，傘，定規など

②折る，重ねる，丸めるなどして使えるもの：新聞紙，週刊誌，段ボールなど

③副子を固定するもの：包帯，三角巾，タオル，ネクタイ，ストッキングなど

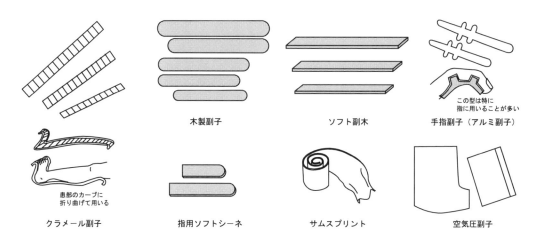

木製副子 ソフト副木 手指副子（アルミ副子）

この型は特に
指に用いることが多い

クラメール副子 指用ソフトシーネ サムスプリント 空気圧副子

患部のカーブに
折り曲げて用いる

図3-7　副木（副子）

〔出典：三好邦達（1993）看護必携シリーズNo.7 整形外科，学研，p.41などをもとに作成〕

3　副子の条件と当て方

①副子は患部に対して十分な長さ，幅，強さがあるものを選択する。副子が短い場合や
　幅が足りない場合，固定が不十分になる。四肢の固定の場合，手先や足先が出ないよ
　うに副子の長さを調整する。

②副子と四肢の間に隙間がないようにタオルなどの柔らかい布を十分に入れる（下肢の
　場合，膝窩，踵，足首など，の間に隙間ができる）。

③副子は骨折部が動かないように骨折部の上下から包帯等でしっかりと固定する。この
　時，血流を阻害しないようにする。

※骨折時など，各部位の実際の固定方法は，「第4章　さまざまな傷病に対する応急手
　当　第1節　4骨折，5脱臼・捻挫・突き指」を参照。

第3節の2　包帯法

1　包帯法の目的

　包帯は創傷部や骨折部を固定し，治癒を助けるために装着するものであり，包帯法の

目的は以下の通りである。

①創傷部に当てた保護ガーゼ等が動かないように固定する

②骨折部位などに当てた副子の固定

③圧迫による止血，および，腫脹の抑制

④上腕，前腕，手指などの上肢を吊り，保持する

　包帯は，巻軸帯，弾性包帯，救急絆創膏，三角巾，ネット包帯など様々あり，目的に応じて選択する。使用しやすい包帯材料が市販されているので適宜，使用するとよい。手当の際には傷病者が安心できるように説明しながらおこなう。

２　包帯実施後の注意点

　装着後は，包帯を実施した部位，および，末端部である手足の循環状態の観察，傷病者に痛みやしびれなどの有無を確認する。受傷後は患部が腫れ，包帯がきつくなり血液循環を妨げたり，神経を圧迫することがある。

３　包帯法の種類とその巻き方

　包帯には様々な種類，巻き方があり，損傷部位の状態，巻く部位によって適切な包帯を選択する。包帯が身近にない場合は，ハンカチやストッキングなどの日用品で代用することができる。

１）巻軸帯の種類

　巻軸帯は，普通巻軸帯（普通包帯）と伸縮性巻軸帯（伸縮包帯）に分けられる。普通包帯は，伸縮性がないため腕や足の太さの違いに応じて巻き方を変える必要がある。伸縮包帯では，包帯の伸縮性により，関節や腕などの太さの違う部位でも，ほとんど螺旋帯（螺旋巻き）で巻くことができる（次項参照）。

　巻軸帯を巻く部位によって，適切な巻軸帯の幅を選ぶことが大切である（表3-1）。

表3-1　巻軸帯の幅

名称	規格（幅）
2号（2裂）	14cm
3号（3裂）	9 cm
4号（4裂）	7 cm
5号（5裂）	5.5cm
6号（6裂）	4.5cm
8号（8裂）	3.5cm

２）巻軸帯の基本的な巻き方

⑴ 環行帯（基本巻き）

　巻軸帯を使う場合，始めは環行帯（基本巻き）にする。やや斜めに１回巻いて，その端を折り，２回目を巻くときにその上を押さえることで，固定される（図3-8）。

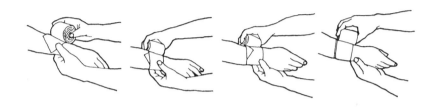

図3-8　環行帯の巻き方

〔出典：日本赤十字社編（2005）救急法講習教本，日赤会館，p.89〕

⑵ 螺旋帯（らせん巻き）

　上腕部や大腿部など同じ太さの部位を巻くときに使用する巻き方。包帯を1/2～1/3ずつ螺旋状に重ねて巻き上げていく（図3-9）。

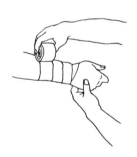

図3-9　螺旋帯の巻き方

⑶ 折転帯（折り返し巻き）

　前腕や下腿は太さが一定でないため，上腕部や大腿部のようにらせん巻きができない。１巻きごとに1/2～1/3程度重ね，毎回，折り返しながら巻いていく（図3-10）。折転部が中央で一直線になるように巻き上げていけば，身体に包帯を密着させることができる。

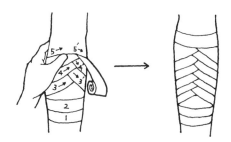

図3-10　折転帯の巻き方

⑷　蛇行帯（固定巻き）

包帯を重ねず一定の間隔を空けて螺旋状に巻く方法（図3-11）。広範囲のガーゼや副木などを固定する際に用いる。

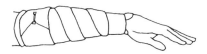

図3-11　蛇行帯の巻き方

〔出典：日本赤十字社編（2005）救急法講習教本，日赤会館，p.90〕

⑸　麦穂帯（8字巻き）

上肢や下肢の関節に対して用いる方法。8の字のように交差する巻き方で，出来上がりが麦の穂に似ていることから，麦穂帯という。

①上行麦穂帯　交差部が下から上に向かう巻き方（図3-12）

②下行麦穂帯　交差部が上から下に向かう巻き方（図3-13）

上行・下行麦穂帯のいずれでも交差部が一直線になるように巻く。

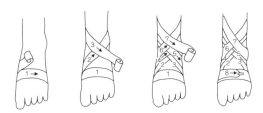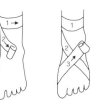

図3-12　上行麦穂帯の巻き方　　　図3-13　下行麦穂帯の巻き方

(6) 亀甲帯（亀甲巻き）

肘や膝の関節にて，多少の関節運動ができるようにするときに巻く方法（図3-14）。

①集合亀甲帯　関節中央に向かって巻く方法

②離開亀甲帯　関節中央から離れていくように巻く方法

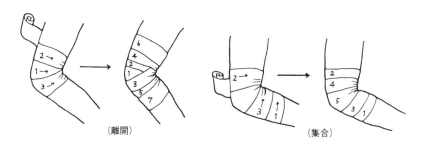

図3-14　亀甲帯の巻き方

(7) 帽状帯

指先などに巻く方法。指先が出ないように覆い，また，指から抜けないように巻く（図3-15）。

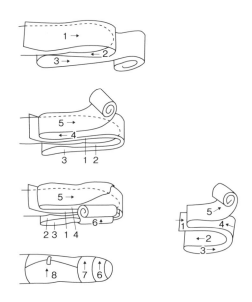

図3-15　帽状帯の巻き方

3）応用包帯

　怪我をしたときに，その場に包帯など処置に必要な物品がそろっているとは限らず，その場にあるものを使って適切な処置ができることが望ましい。包帯がない場合，自身が身に着けているもの（服，ネクタイ，ハンカチ，ストッキング等）を用いて応急手当をすることが可能である。その際には，清潔で乾燥しているものを使用することが望ましい。

⑴　ストッキングを用いた応用包帯

　ストッキングは伸縮性があり，応用包帯として利用しやすい。ストッキングを用いた応用包帯の作り方を図に示す（図3-16）。

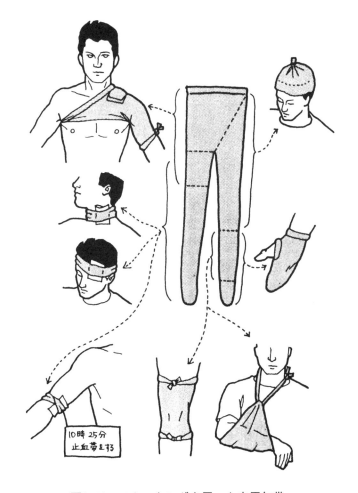

図3-16　ストッキングを用いた応用包帯

〔出典：小森栄一（1989）救急法のすべて，技術書院，p.122〕

⑵ 日本式手ぬぐいを用いた応用包帯

日本式手ぬぐいを用いた応用包帯の一例を図に示す（図3-17）。

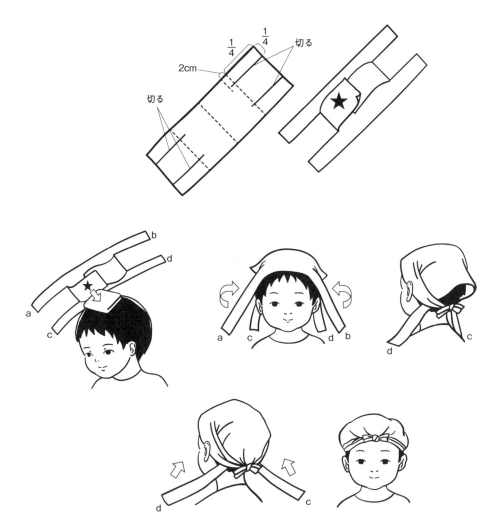

図3-17　日本式手ぬぐいを用いた応用包帯

〔出典：日本赤十字社編（2006）幼児安全法講習教本，日赤会館，p.54〕

⑶ 巻軸帯を用いた指の包帯

巻軸帯を用いた指の包帯法を示す（図3-18）。

長さ約4cmの巻軸帯（大人5号，子供6号程度）を10cmほど残して縦2つに切り，2本を交互に指の付け根まで巻く。手の甲側で結ぶ。

①切り込みを入れない部分を半分に折る。

②指の傷をガーゼで覆い，半分に折ったところをその上にかぶせる。

③切り込んだ包帯の1本で指先を2度巻く。

④もう一方で反対方向に巻く。

⑤2本を交互に巻いて指のつけ根まで巻き，最後に手の甲側で結ぶ。

○切り込みを入れない部分を半分に折る。

○指のきずをガーゼでおおい，半分に折ったところをその上にかぶせる。

○切り込んだ包帯の1本で，ぐるっと指先を2度巻く。

○次にもう1本の方で反対の方向に巻く。

○2本を交互に巻いて指のつけ根まで巻き，最後に手の甲側で結ぶ。

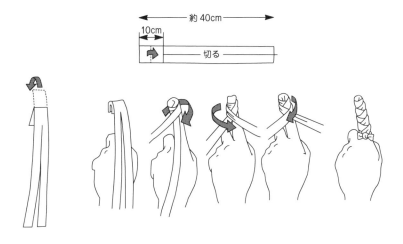

図3-18　巻軸帯を使った指の包帯

〔出典：日本赤十字社編（2006）幼児安全法講習教本，日赤会館，p.60〕

⑷　ハンカチを使った手・指の包帯

a．指の包帯（図3-19）

①傷に当てる部分を消毒する。

②消毒した部分で，傷を覆う。

③交差する。

④一方を手の甲に回す。

⑤もう一方は指の付け根をひと巻きする。

⑥下になる方を押さえるようにして，手首で結ぶ。

b．手の包帯（図3-20）

①傷に当てる部分を消毒する。

②消毒した部分を傷に当て，手のひらを通って手の甲で交差する。

○きずに当てるところを消毒する。
○消毒した部分できずを覆う。
○交差する。
○一方を手の甲にまわす。
○もう一方は，指のつけ根をひと巻きする。
○下になる方を押さえるようにし，手首で結ぶ。

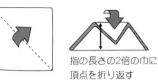 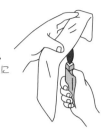

指の長さの2倍の巾に
頂点を折り返す

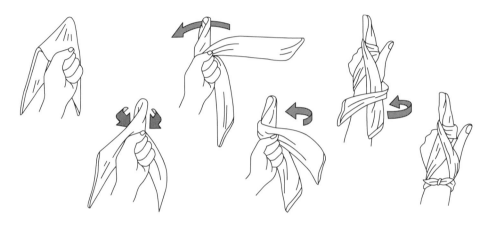

図3-19　ハンカチーフを使った指の包帯

〔出典：日本赤十字社編（2006）幼児安全法講習教本，日赤会館，p.59〕

○きずに当てるところを消毒する。
○消毒した部分をきずに当て，手の平を通って手の甲で交差する。
○手首にまいて結ぶ。
※手の平のきずの場合は
　手の平で交差する。

 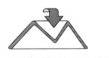

きずを覆う大きさにたたむ

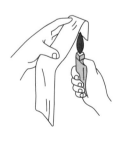 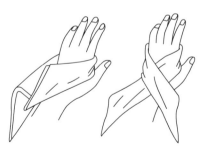 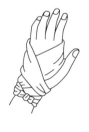

図3-20　ハンカチーフを使った手の甲（平）の包帯

〔出典：日本赤十字社編（2006）幼児安全法講習教本，日赤会館，p.59〕

50

③手首に巻いて結ぶ。

※手のひらの傷の場合は，手のひらで交差する。

4　三角巾

　三角巾は一辺の長さが1m以上の四角の布を対角線に沿って二等分にしたものであり，傷の大きさや傷の部位に応じて使用でき，手や腕を吊ることも可能である。既成の三角巾の他，スカーフや風呂敷，大判のハンカチでも代用することができる。

1）三角巾の名称と作り方
⑴　三角巾の名称と作り方
　開いたままの三角巾を「開き三角巾」（図3-21），たたんだものを「たたみ三角巾」という。
⑵　たたみ三角巾の作り方　（図3-22）
　頂点を底辺の方に折り曲げる。それをさらに繰り返す。折るときには三角巾が不潔にならないように注意する。必要な時には適当な幅に切り裂いて使うことも可能である。

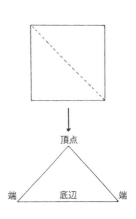

図3-21　開き三角巾

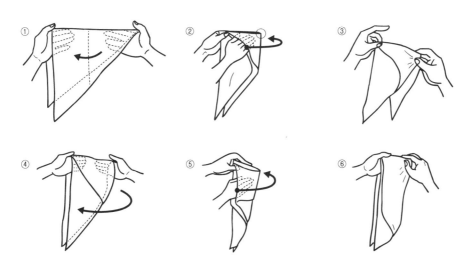

図3-22　たたみ三角巾のつくり方

⑶ 三角巾の結び方と解き方 （図3-23）

　結び方が悪いと搬送中に三角巾がゆるんだり，ほどけたり，逆に解けなくなる場合がある。三角巾を結ぶ時には本結びで結ぶ。

　結び目を解くときには，結び目の片方の端を三角巾に沿って引き延ばし，結び目をもって引き抜く。

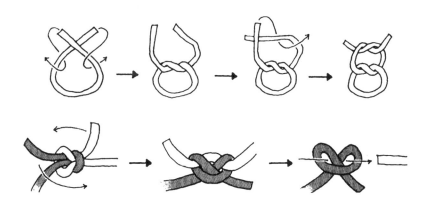

図3-23　結び方と解き方

⑷ 三角巾のしまい方

　使うときのことを考え，三角巾のしまい方を一定にしておく。

ａ．しまい方① （図3-24）

①三角巾の両端を合わせて2つに折る。

②両端を頂点に向かって折る。

③2つ折りにする。

④中央に向かって両側から折る。

⑤さらに2つに折る。

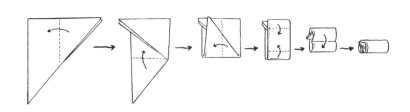

図3-24　しまい方－その1－

〔出典：日本赤十字社編（2005）救急法講習教本，日赤会館，p.81〕

52

b．しまい方②（図3-25）

①8つ折りにする。

②中心に向かって片側を折る。

③もう一度折る。

④さらに折り，反対側も同様に折る。

⑤両側から折る。

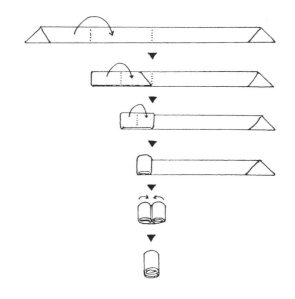

図3-25　しまい方－その2－

〔出典：日本赤十字社編（2005）救急法講習教本，日赤会館，p.81〕

2）部位別使用方法

⑴　**頭部**（図3-26）

①患部に保護ガーゼを当てる。

②三角巾の底辺を約3cmおり，折った方を外側にし，中央を前頭部に当てて，頭部全体に三角巾をかぶせる。

③前頭部に当てた折り返しの部分を密着させながら額から耳のあたりまで指をずらし，後頭部にかかっている三角巾を頭部全体に密着させるようにしてまとめる。

④端を片方ずつ後頭部に回して前頭部中央で結ぶ。

⑤頭部後方で垂れている三角巾の頂点を2回程度折りたたみ，後頭部に巻いた三角巾の中に差し込む。

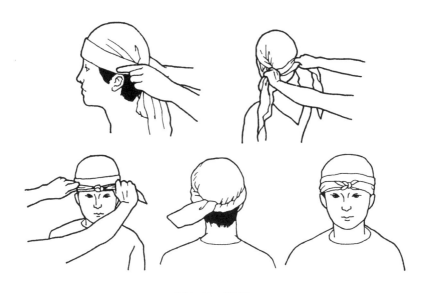

図3-26　頭部

(2)　**額**（図3-27）

①傷を覆うことができる幅の「たたみ三角巾」を作り，患部に保護ガーゼとともに当てる。

②両端をそれぞれ後頭部で交差させ，額で結ぶ。このとき，患部の上を避けて結ぶようにする。

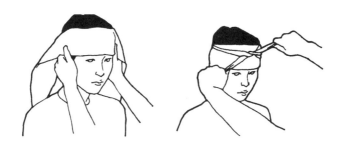

図3-27　額

(3)　**耳（頬または顎）**（図3-28）

①傷を覆うことができる幅の「たたみ三角巾」を作り，患部に保護ガーゼとともに当てる。当てる際は，一方の端を頭頂部へ，他方の端を顎へもっていく。

②反対側の耳のやや上方で交差させ，一方の端を前頭部へ，他方の端を後頭部へまわし，患部を

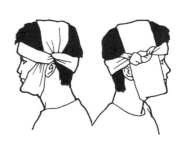

図3-28　耳

避けて結ぶ。

⑷　目の周囲（図3-29）

①患部に保護ガーゼを当てる（図では，右側が怪我をした目）

②頭頂部から怪我をしていない目の方向に「たたみ三角巾」（もしくは，ひも）を垂らす。

③目を覆うことができる幅の「たたみ三角巾」をつくり，両目を覆い，頭部を一周させ，目の上を避けて両端を結ぶ。

④頭頂部から垂れ下がっている三角巾（もしくは，ひも）を使って，怪我のない目で足元が見える程度まで覆われた三角巾を引き上げ，頭頂部で結ぶ。

※怪我をしていない目がみえるように工夫する。

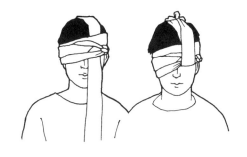

図3-29　目の周囲

⑸　肩（図3-30）

①「開き三角巾」と「たたみ三角巾」の2本を準備する。

②患部に保護ガーゼを当てる。

③「たたみ三角巾」を「開き三角巾」の頂点に当て，しっかり折り込む。

④底辺を上の方（たたみ三角巾側）にたくし上げ，肩に当てて，たたみ三角巾の両端を反対側のわきの前方で結ぶ。

⑤たくし上げている三角巾を，患部を含む肩全体に密着させながら覆い，腋窩で交差させて，上腕の外側で結ぶ。

※上腕への巻き方がきつくならないように注意する。

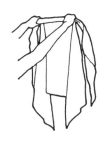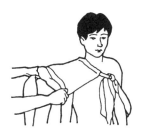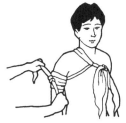

図3-30　肩

⑹ **胸**（図3-31）

①患部に保護ガーゼを当て，患部側の肩に頂点が当たるように「開き三角巾」を当て，患部の大きさにより底辺を適当に折る。

②両端を背中にまわして，頂点の当たっている肩の下で結ぶ。

③結んだ端の長い方を上に引き上げ，肩の上で頂点と結ぶ。

※背中の場合は，前後を変えて同じ方法で実施する。

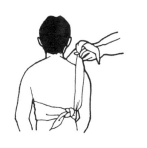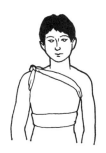

図3-31　胸

⑺ **両肩・背部または胸**（図3-32）

①患部に保護ガーゼを当てる。

②「開き三角巾」の頂点を下にして両肩から背中にかけて当てる。

③両端を引き締めながら，わきの下を通して背部に持ってきて結ぶ。

④垂れ下がっている頂点を何回か折りたたみ，端を結んだ三角巾に差し込む。

※胸の場合は，前後を変えて同じ方法で実施する。

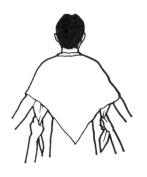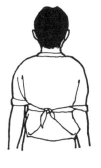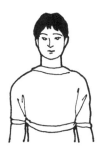

図3-32　両肩・背部または胸

⑻　**前腕**（図3-33）

①患部に保護ガーゼを当てる。

②患部を覆うことができる適当な幅の「たたみ三角巾」を作り，三角巾の1/3くらいのところを患部の保護ガーゼの上に斜めに当てる。このとき，手首側を長くする。

③手首側の三角巾を持ち，らせん巻きの要領で巻き上げ，他方の端と前腕外側で結ぶ。

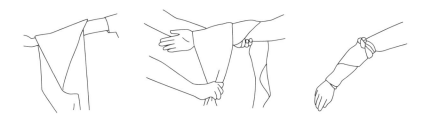

図3-33　前腕

⑼　**手**（図3-34）

①開き三角巾の端を合わせて一度だけ折った半巾を準備する。

②半巾の底辺を約3cm程度折り，半巾の頂点側に指先が向くようにして中央部に手を置く。

③半巾の頂点を折り返し，手全体を包むようにする。

④三角巾が密着するように，三角巾の両端を斜めに引き上げ手の甲側で交差させる。

⑤交差した両端をさらに腕を一周させて，手の甲側で結ぶ。

⑥三角巾の頂点を結んだ三角巾に折り込む。

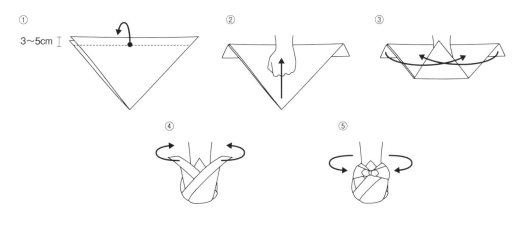

図3-34　手

⑽　足（図3-35）

①患部を三角巾の中央に置く。

②後は，手と同様の方法で包むようにして三角巾を巻く。

⑾　膝（肘）（図3-36）

①患部に保護ガーゼを当てる。

②膝を十分に覆える幅の「たたみ三角巾」をつくり，患部に当てた保護ガーゼの上を覆う。端を膝の後ろに回して交差する。

③一方の端は当てた三角巾の膝の下方を回して押さえ，他方の端は当てた三角巾の上方を回して押さえる。

④両端を膝の上外側で結ぶ。

※肘も同様

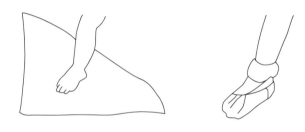

図3-35　足

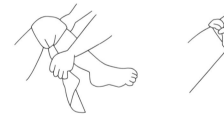

図3-36　膝

⑿　下腿（大腿，上腕）（図3-37）

①患部に保護ガーゼを当てる。

②適当な幅の「たたみ三角巾」の底辺を下にして，三角巾の折った側を患部に当てる。

③三角巾が緩まないように足首のところを押さえながら三角巾の端を斜めに引き上げて膝の下で1回巻く。

④もう一方の端と膝の下外側で結ぶ。

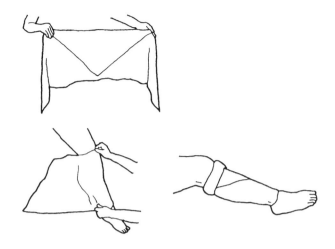

図3-37　下腿

※大腿，下腿も同様

⒀　**腕の吊り方**

　　上肢の外傷・骨折・脱臼・捻挫などに用いる。傷病者が痛がらないときは，吊った腕をさらに体に固定すると動揺を抑えることができる。

ａ．その１　（図３-38）

①開き三角巾を用い，吊ろうとする腕の肘側に頂点を置き，健側の肩に底辺の一端をかける。

②もう一方の端を患側の肩に向かって折り曲げ，他方の端と結ぶ。

③頂点を止め結びにするか，または，折り曲げて安全ピンで止める。

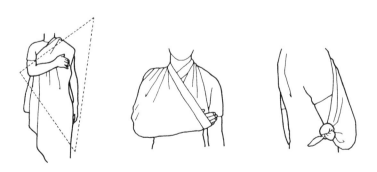

図3-38　腕のつり方ーその１ー

b．その２（図3-39）

①ネクタイやストッキングなどしかない場合や，開き三角巾のみでは苦痛を伴う場合などに用いる。

c．その３　鎖骨骨折時の固定（図3-40）

①傷病者が最も楽な位置で固定する。胸を張るようにすると楽になることがある。

②三角巾で肘を持ち上げるようにし，健側の肩の上で結ぶ。

③もう１枚の三角巾で患側の肘を体に固定することで動揺を避けることができ，安楽になる。

d．その４　肩関節脱臼時の固定（図3-41）

①三角巾の布目が体幹と平行になるようにあて，肘を直角に曲げたまま，図のように患側上肢を固定する。三角巾の端は背中で結ぶ。

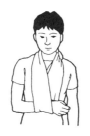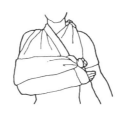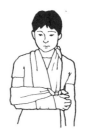

図3-39　腕のつり方－その２－

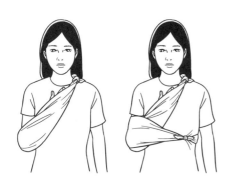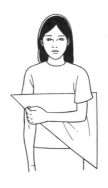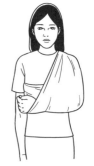

図3-40　鎖骨骨折の固定　　　　　　図3-41　肩関節脱臼時の固定

コラム②　必須アイテム　RICE処置

　急性外傷が発症した時，応急処置として患部の出血や腫脹，疼痛を防ぐことを目的に患部を安静（Rest）にし，氷で冷却（Icing）し，包帯やテーピングにて圧迫（Compression）し，患部を挙上すること（Elevation）を実施します。これらの頭文字をとってRICE処置と呼ばれます。特に受傷後72時間以内の対応が重要です。RICE処置はあくまでも応急処置であり，医療機関を受診して患部の診断を受けることが必要です。

R：Rest（安静）

　活動を中止し，患部の安静を図ります。組織を保護し，新陳代謝を最小限に抑えます。必要に応じて，テーピングや副子などを用いて患部を固定します（stabilization）。

Ｉ：Icing（冷却）

　ビニール袋やアイスバッグに氷を入れて，患部を冷却します。組織温度を低下させることで血管拡張や血管透過性の亢進が軽減され，腫脹が抑制されます。また，神経伝導速度が低下し疼痛閾値が上昇することで痛みが軽減します。10〜20分冷却したら，もしくは，患部の感覚が無くなったらはずします。これを，1〜2時間おきに24〜72時間継続します。

C：Compression（圧迫）

　患部の内出血や腫脹を防ぐことが目的です。テーピングパッドなどを腫脹が予想される部位にあて，テーピングや弾性包帯で軽く圧迫しながら固定します。

Ｅ：Elevation（挙上）

　患部の腫れを防ぐこと，腫れの軽減を図ることが目的です。損傷部位を心臓より高く挙上することで血管内圧を低下させ，静脈還流を促進させて腫脹を軽減します。

　RICE処置の具体的方法は以下の通りです（図は足関節の外傷の場合）。

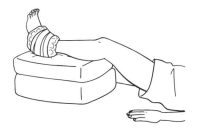

①開始時期：可及的早期から

②至適温度：10〜15℃

③冷却時間：10〜20分

④冷却頻度：1〜2時間おきに24〜72時間継続する。

⑤圧迫の程度：圧が均等になるように配慮する。

〔引用・参考文献〕
1）片寄正樹，小林寛和，松田直樹　編（2017）スポーツ理学療法プラクティス　急性期治療とその技法，文光堂，pp.66-77
2）日本整形外科学会　スポーツ外傷の応急処置　RICE処置
　　https://www.joa.or.jp/public/sick/condition/athletic_injury.html
　　（閲覧日：2020.2.29）

第4節　搬送法

1　搬送の重要性

　傷病者を動かしたり，運んだりすることは，いかなる場合にも危険を伴う。慎重に運んだとしても，動揺を与えることになる。事故等により傷病者が発生した場合には，医療機関あるいは119番へ連絡・通報し，医師や救急車が到着するまではなるべく動かさない方がよい。二次事故（災害）の防止や，傷病者の状態の悪化を防ぐために緊急に傷病者を運ばなければならないこともあるが，時間をかけて，十分な手当をしてから傷病者に苦痛を与えないように静かに運んだ方がよい場合が多い。

2　搬送時の注意点と準備

1）注意点
①搬送するときは決して無理をしない。周りに声をかけて人員を確保する。
②傷病者を動かしたり，搬送するときは，できるだけ動揺を与えないようにする。
③2人以上で搬送する場合は統一行動をとるため，必ず指揮者（リーダー）を決める。指揮者（リーダー）は，頭側にいる人とし，搬送が終わるまで常に傷病者の観察（顔色，呼吸など）を続けるとともに，必要に応じて声掛けをおこなう。

2）準備
①傷病者に対する応急処置：搬送前に出血，骨折，捻挫，脱臼などへの手当が完了すること。
②搬送時の傷病者の体位：原則は仰向けとする。傷病者の意識がある場合は，最も楽な体位にする。
③傷病者の保温：毛布などを利用して保温が保てる状態にする。
④担架（応用担架）の準備：基本的には担架を利用する。応用担架を作成する場合は，適切な資材を用い，担架として耐えうること。
⑤人員の確保と役割の決定：搬送に必要な人員を確保，役割を決定し，指揮者（リー

ダー）の指示に従い行動する。

⑥搬送先と経路の決定：搬送前に搬送先と安全な搬送経路を決定する。

3 搬送方法

1）1人で運ぶ方法

⑴ **後ろから引っ張って運ぶ方法**

意識のない傷病者を早急に危険な場所から移動するときに用いる方法である（図3-42）。

①傷病者の足を重ねる。

②傷病者の頭側から，肩の下に手をいれて状態を起こす。

③傷病者の両脇の下から手を入れて，傷病者の片方の前腕（もしくは，両方の前腕）をつかみ，傷病者の殿部を持ち上げるようにして引っ張る。

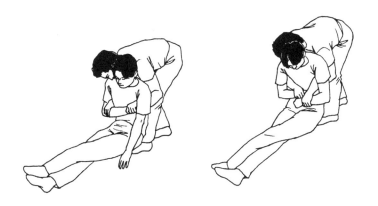

図3-42　腕を持って引っ張る方法

⑵ **肩をかす方法**

足を負傷した傷病者の歩行を助ける方法である（図3-43）。ただし，下肢の骨折，脱臼などのときにはこの方法で歩かせてはいけない。

負傷した足側に位置し，負傷した側の手首を引き，肩と腰で傷病者を吊り上げるようにして，負傷した足を浮かせながら歩く（図にて負傷した足は右側）。

⑶ **抱き上げる方法**

傷病者が軽傷であり，子供や体重の軽い人の場合に用いる方法である（図3-44）。骨折している場合はこの方法で運んではいけない。

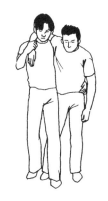

図3-43 肩をかす方法

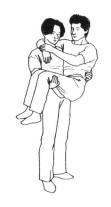

図3-44 腕に抱き上げる方法

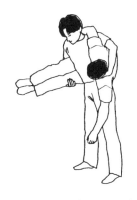

図3-45 腰に抱える方法

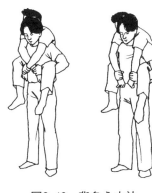

図3-46 背負う方法

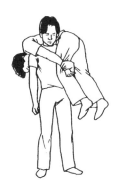

図3-47 肩に担ぐ方法

　救助者は片腕を腰に，もう一方の腕を膝の裏に回して，持ち上げる。傷病者の片方の手を救助者の首に回し，その腕の手首をもう一方の手でしっかりと握らせる。

⑷　**腰に抱える方法**

　サドルバックキャリーと呼ばれる。傷病者の歩行が困難となった場合や，ベッドに寝ている人を急いで移動する場合などに用いる方法である（図3-45）。

　傷病者の片方の腕を救助者の首にかけて握り，救助者の他方の手を傷病者の腰に回し，傷病者をひきつけながら，腰の上に乗せる。傷病者の腰にあった手を頭部に移し，手首をつかんでいた手を膝の後ろに回し，傷病者を救助者の腰の上にしっかりと乗せながら運ぶ。

⑸　**背負って運ぶ方法**

　バックストラップキャリーと呼ばれる（図3-46）。傷病者の脇の下を両肩にのせ，傷

病者の両膝を引き寄せて抱え込み，傷病者の手首をつかむ。傷病者の腕を交差させたほうが安定するが，腕を交差できないときはまっすぐ下して手首をつかむ。

⑹ **肩に担ぐ方法**

　傷病者に意識がなく，子供や体重の軽い人の場合に用いる方法である（図3-47）。

　救助者は一方の手で傷病者の手首をつかみ，もう一方の手を傷病者の両膝の間に入れて肩に担ぎ，傷病者の両膝の間に入れた手を前に回して，手首を持ち替える。両足を抱えて担ぐ方法もある。

2）2人で運ぶ方法

⑴ **傷病者の前後について運ぶ方法**

①傷病者の意識がないときなどに用いる（図3-48）。頭部損傷や骨折などの場合は用いてはいけない。

　救助者の1人が背中側に位置し，傷病者の脇の下から前腕をつかむ。もう1人の救助者は，傷病者の足を重ねて抱える。傷病者の背中側にいる救助者の合図で，傷病者の上体の方から立ち上がる。

⑵ **互いに手を握り合って運ぶ方法**

　傷病者が重症者ではなく，2人の救助者の頸部に自分の腕をかけてつかまることのできる傷病者に用いる（図3-49）。

　救助者2人は，お互いの手を傷病者の両膝の下に入れて，お互いの手首を握り合い（ヒューマン・チェーン*図3-58参照），他方の手で傷病者の背中を支える。傷病者の腕を救助者の首に回し，つかまらせる。救助者1人の合図で同時に立ち上がる。

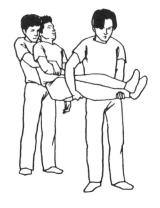

図3-48　胸と両脚を抱える方法

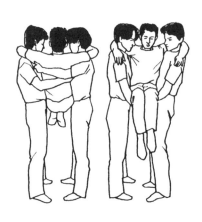

図3-49　手を組む方法

3）3人で運ぶ方法 （図3-50）

＜手順＞

①2人が片側，1人が反対側に位置し，傷病者の頭側に近い救助者が指揮者（リーダー）になる。傷病者の頭側が下がらないように，背の高い救助者が傷病者の頭側に位置する。また，力の強い救助者が傷病者の胴体部を持つように位置する。

②救助者の3名ともに傷病者の頭側の膝を立て，手のひらを上にして傷病者の体の下に入れる。この時，向き合った救助者の手が交互になるようにする。指揮者は傷病者の頭側の手を傷病者の首の下から入れ，傷病者の反対側の肩を抱くようにして前腕で傷病者の頭部を支える。

③指揮者の合図^{（※）}によって，傷病者を持ち上げ，膝の上に乗せる。

④膝の上に乗せたら，向き合った救助者と手首を握り合う（ヒューマン・チェーン＊図3-58参照）。

⑤指揮者の合図で同時に立ち上がり，傷病者の足の方向へ進む。傷病者を下すときには逆の手順をとる。

（※）指揮者の合図

・傷病者を膝の上に乗せるとき：指揮者は，「膝に上げる用意　→　上げ」の合図で傷病者を持ち上げて，膝の上に乗せる。

・立ち上がるとき：指揮者は，「立つ用意　→　立て」の合図で立ち上がる。

・移動するとき：指導者は，「前へ　→　進め」の合図で搬送を開始する。

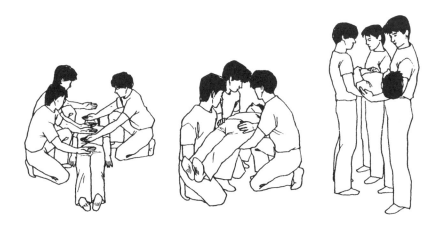

図3-50　3人で運ぶ方法（両側につく方法）

4）6〜8人で運ぶ方法（図3-51）

　救助者は，傷病者を左右バランスよく持ち上げられるようにそれぞれの位置につく。その後は，3名で運ぶ方法と同じである。

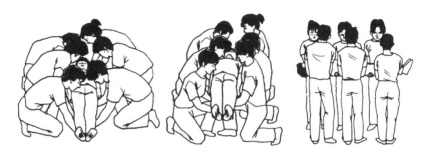

図3-51　6人で運ぶ方法

5）担架による搬送

⑴　担架への乗せ方，下ろし方（図3-52）

＜手順＞

①救助者4人のうち，傷病者の片側に3人並び，1名は，反対側に位置する。

②傷病者の頭側に近い救助者が指揮者（リーダー）になる。

③救助者3名で搬送するときと同様の手順で，救助者3人の膝の上に傷病者を乗せる。反対側に位置する救助者1名は，膝の上に上げる補助をする。

④膝の上に乗せたら，反対側に位置していた1名が担架を傷病者の下に置き，傷病者をゆっくりと担架の上に下ろす。

⑤担架から救助者を下ろす時には，逆の手順で実施する。

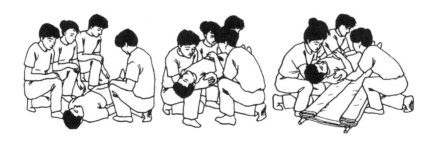

図3-52　担架への乗せ方，下ろし方

(2)　**担架での搬送**（図3-53）

＜手順＞

①救助者4人が互いに向かい合い，膝を立てて，担架を持つ。

②傷病者の頭部に位置している指揮者（リーダー）の合図で持ち上げる。

③指揮者の指示で，傷病者の左右に位置する救助者が足側に移動し，担架を支えたら，合図をする。

④傷病者の足側の救助者は，向きを変えて担架を持ち直し「よし」と合図する。

⑤傷病者の左右に位置する救助者は，担架中央に戻り，指揮者の合図で進行方向（足側）を向き，片手で担架を支える。

⑥指揮者の「進め」の合図で，指揮者は右足（左足）から，他の3人は左足（右足）から歩き出す。

※注意事項

・担架での搬送の時は，傷病者の足の方向に進み，傷病者に動揺を与えないように注意する。

・階段を上るときには傷病者の頭側を先に，降りるときには傷病者の足を先にする。いずれの場合も，担架を水平に保つようにする。

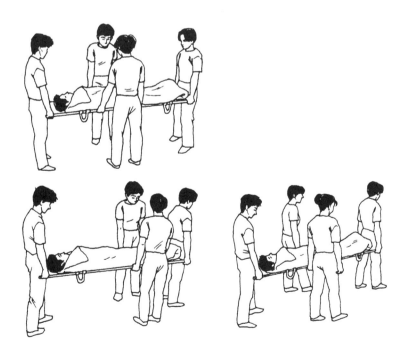

図3-53　担架での搬送

6）応用担架の作り方

⑴　毛布を用いる方法（図3-54）

搬送には，6〜8名が必要である。

＜手順＞

①毛布を縦に重ねて折り，傷病者の横に置く。反対
側から傷病者の身体を少し引き起こし，体の下に
毛布を入れる。傷病者を引き起こす際には，頭部
に動揺を与えないように救助者の1名が頭部を保
持する。

②傷病者を反対側から引き起こして，毛布を引き出
す。

③毛布の端を傷病者の体のところまでしっかり巻き
込み，それを上からつかんで引っ張るようにして
持ち上げる（図3-55）。

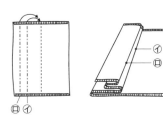

図3-54　毛布の折り方

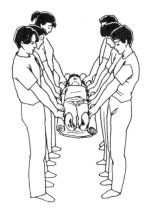

図3-55　応用担架の作り方
（毛布を用いる方法）

⑵　毛布と棒を用いる方法（図3-56）

＜手順＞

①毛布と毛布の端より長い棒を2本準備する。

②毛布の中央に1本目の棒を置き，毛布の@を⑥に重ねる。

③傷病者の肩幅に合わせて2本目の棒を置く。

④毛布@および⑥を折り返す。折り返したときに毛布の端が中央を超えて重なっている
ようにする（傷病者の体重によって毛布がずれないようになる）。

※注意：傷病者の体が大きかったり，毛布が小さい場合は，担架の幅が狭くなってもや
むを得ない。

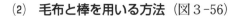

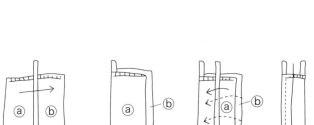

図3-56　応用担架の作り方（毛布と棒を用いる方法）

〔出典：日本赤十字社編（2005）救急法講習教本，日赤会館，p.143〕

⑶　上着と棒を用いる方法（図3-57）

　長い棒2本と，上着を5枚以上用意する。上着にボタンがついている時は全てかける。棒の両脇から上着の袖を通して作成する。

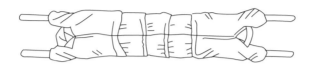

図3-57　応用担架の作り方（上着と棒を用いる方法）

〔出典：日本赤十字社編（2005）救急法講習教本，日赤会館，p.143〕

7）自動車による搬送

①担架のまま運び込める救急車を利用することが最も良い。重症でない場合はタクシーなどを用いても良い。やむを得ず，代用車として自家用車を使用する場合，ドアが大きく乗せ降ろしが楽なワゴン車が利用できるとよい。座席を倒すなど，傷病者がなるべく横になれるようにする。

②骨折している傷病者を搬送する際には，副子を当て，固定しておく。

③運転するときは，傷病者に動揺を与えないように出発，停止を静かにし，二次災害（事故）を起こさないように安全運転に努める。

＊ヒューマン・チェーンでは，お互いの手首を握り合う。万が一，片方の手が離れてもつながっている状態を維持できる（図3-58）。

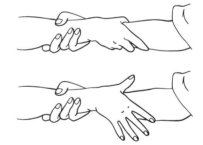

図3-58　ヒューマン・チェーン

第5節 体位

傷病者の状態に応じて，最もよい体位を保つことが大切である。

原則として仰向けで水平に寝かせるが，常に気道を確保して窒息させない体位にすることが重要である。この時，意識の有無のみでなく，顔色，呼吸などの一般状態の観察や頸椎や腰椎などの損傷の有無，ショック症状などに応じて窒息や誤嚥を防ぎ気道を確保し，傷病者が最も楽に感じるであろう体位をとらせる。

傷病者本人に意識があって自分で動けるのであれば，傷病者は自身の最も楽に感じる体位をとる。その体位が，傷病者の呼吸や循環に最も適した体位であると考えてよい。傷病者が最も好む安楽な体位をとらせ，救急隊が到着するまでその体位を保つ。

1）回復体位

意識はないが，普段どおりの呼吸をしている傷病者で，嘔吐や吐血などがみられる場合，あるいは救助者が一人である，傷病者のそばを離れる場合には，傷病者を横向きに寝た姿勢とする。

傷病者の下にある腕を前に伸ばし，上になる腕を曲げ，その手の甲に傷病者の顔を乗せるようにする（図3-59）。横向きに寝た姿勢を安定させるために傷病者の上になる膝を約90度曲げ前方に出し，下顎を前に出して気道を確保する。

2）仰臥位

普段どおりの呼吸がみられなくなった場合には，仰臥位にしてすぐに胸骨圧迫を開始する。仰臥位は，背中を下にした水平な体位であり，観察や応急手当に最も適した体位である（図3-60）。意識がない場合には，舌根沈下などにより気道閉塞をおこすため，頭部後屈顎先挙上法などにより気道の確保が必要である。

3）腹臥位

腹ばいで顔を横に向けた体位である（図3-61）。基本的に応急手当の際に腹臥位をとらせることはない。顔色の変化や状態の急変などが観察しにくく対応も遅れがちになる。時に口や鼻が埋もれて気道閉塞となり危険な場合もある。

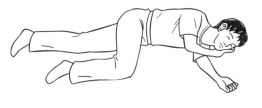

図3-59　回復体位

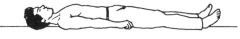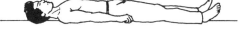

図3-60　仰臥位

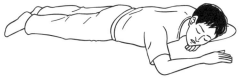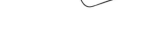

図3-61　腹臥位

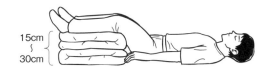

15cm〜30cm

図3-62　足側高位

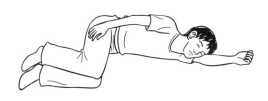

図3-63　HAINES体位

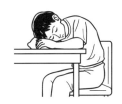

図3-64　座位

4）膝屈曲位

　仰臥位で膝を立てた体位である。腹部の緊張と痛みを和らげる体位であり，腹部の外傷を受けた場合や腹痛を訴えた場合に適している。

5）足側高位（ショック体位）

　仰臥位で下肢を高くした体位で，ショックや長時間立っていて立ちくらみやめまいを起こした時に適している（図3-62）。

6）HAINES体位

　脊椎損傷が疑われる傷病者を回復体位にせざるを得ない場合には，HAINES体位が望ましいとされている。気道の開通を維持しながら頸椎の動揺を最小限とすることを目的とした回復体位である（図3-63）。傷病者の下になる腕を頭側に伸展し，その腕に頭部が乗るようにして身体を回転し側臥位とした後に，傷病者の両膝を屈曲させる。

7）座位

完全に座った体位であり（図3-64），心不全や呼吸不全など呼吸困難がある傷病者に適している。意識の状態が悪くなったら仰臥位にする。

体位管理は，傷病者に適した体位を保つことによって，呼吸・循環機能を維持し苦痛を和らげ，症状の悪化を防いだり軽減することを目的としている。傷病者が希望する体位となるように介助すること，傷病者自ら希望の体位をとることができない場合は，できるだけ症状に適した体位をとることが大切である。

第6節　罨法

　罨法は，症状を軽減させるために患部を温めたり冷やしたりする方法である。罨法には，温罨法と冷罨法がある。

1）温罨法

　温罨法は，体温調節，慢性の疼痛，不快感などを緩和することを目的としている。温枕を主に用いるが，カイロ，あんか，温湿布などを用いて保温や加温をする。その際，体温より少し高めの温度の温枕などに曝されて起きる低温やけどを予防するため，皮膚から10cm程度離して温枕を置く。30分，1時間後に皮膚を観察する。

　本人の体温が逃げないように，体温を保つために全身を毛布などで包んで保温する。この場合本人の自然の体温を保つ程度にする。特に発汗などで体液を失うことは容態の悪化を招くことになりかねないので，汗ばむほど保温や加温をすることは慎むべきである。服が濡れている場合は着替えて保温する。

2）冷罨法

　冷罨法は，解熱，急性炎症（発赤・腫脹・疼痛・熱感）の緩和，急性の疼痛や掻痒感を軽減することを目的としている。氷枕や氷嚢，氷頸などを用いる。カバーを付けたりタオルで包んで直接皮膚に当たらないようにする。その他，アイスノンや冷湿布もある。

　解熱を目的とする場合は，後頭部，前額部，背部などに貼用し，皮膚温を下げる（図3-65）。

　また，悪寒・戦慄，末梢冷感時は循環障害をきたす恐れがあるので，温罨法で症状が改善してから冷罨法を行うことは効果がある。30分，1時間後に体温，皮膚色，四肢冷感および全身状態を観察する。局所の冷罨法を行うときは，凍傷にならないように注意する。

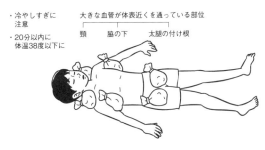

図3-65　クーリングを行う部位

〔出典：小山　郁（2010）子どものスポーツ障害とリハビリテーション，ラピュータ，p.139〕

第7節 感染予防対策

1 感染の危険から身を守る

応急手当やケアを行う際は，救助者を介して傷病者に感染を起こしたり，その逆である傷病者から救助者へ感染を起こしたりする危険性が潜んでいる。ウイルスや細菌などの病原体微生物は肉眼で確認することはできないため，感染の危険性があることを常に念頭に置き，傷病者と救助者の身を守りながら，応急手当やケアを行う。

2 感染とは何か

感染とは，何らかの原因でウイルスや細菌，真菌などの病原体微生物が，人体のある部分に侵入し定着，増殖することをいう。人体に侵入しても，臓器や組織の中で定着，増殖していない場合は感染とは呼ばない。人体に侵入した病原体微生物により，発熱や咳，下痢などの症状が出現した場合を発症といい，感染によって生じる疾病を感染症という。感染しても特有な臨床症状が出現しない場合を不顕性感染といい，不顕性感染の期間を潜伏期間という。

感染は，①病原体（感染源）の存在，②感染経路の存在，③感染対象である宿主の抵抗力の低下の3つ全てがそろうことにより成立する（図3-66）。これらのうち1つでも予防できれば感染は成立しない。すなわち，感染は，①病原体（感染源）の除去，②感染経路の遮断，③宿主の抵抗力（免疫）を増強し，予防できる。感染経路は，空気感染（飛沫核感染），飛沫感染，接触感染，経口感染（糞口感染），節足動物媒介感染の5経路ある[1]。

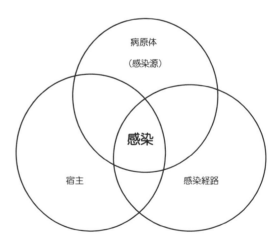

図3-66　感染の3要素

1）病原体（感染源）の除去

　病原体とは感染性を有する微生物をいい，感染源とは病原体が定着，増殖していることを指す。病原体（感染源）を除去する対策としては，感染者の早期発見・早期治療，消毒，衛生管理，換気，発生状況の把握などがあげられる。児童生徒の健康観察を行い，感染症を発症した者を早期に発見し，医療機関の受診を勧める。診断結果によっては，学校保健安全法に従って出席停止の措置を講じ，感染源が拡大しないよう対応する。また，手指，皮膚，口腔，応急手当に使用する器具などの消毒薬は，消毒する身体の部位，対象物，器具，病原体によって有効な消毒薬の種類が異なる（表3-2）。感染性胃腸炎の原因であるノロウイルスは，アルコール消毒では効果がないため，嘔吐物で汚染された床や机を消毒する際は次亜塩素酸ナトリウム消毒液を使用する。下痢，嘔吐の症状がある児童生徒がいる等，ノロウイルスによる感染性胃腸炎の流行の兆しを見せている時は，清掃時に塩素系漂白剤（次亜塩素酸ナトリウム，塩素濃度約5％）を250倍（200ppm）に希釈（1Lの水に4ml入れる）し，便座，ドアノブ，手すり等を拭き掃除する。

2）感染経路の遮断

　感染経路とは，病原体が感染源から新たな宿主に侵入するまでの経路のことである。感染経路を遮断する対策としては，手洗い，うがい，マスクの着用を含めた咳エチケッ

表3-2　病原体並びに対象物に応じた主な消毒薬

消毒薬	細菌			真菌	ウイルス				消毒対象物
	一般細菌	結核菌	有芽細胞		一般ウイルス	B型肝炎ウイルス	HIV	ノロウイルス	
グルタラール	○	○	○	○	○	○	○	○	医療器具
次亜塩素酸ナトリウム	○	○	△	○	○	○	○	○	医療器具，哺乳瓶，食器
ポピドンヨード	○	○	△	○	○	○	○	○	手指，手術の皮膚粘膜
消毒用アルコール	○	○	×	△	△	×	○	×	医療器具，手指，皮膚
クロルヘキシジングルコン酸塩	○	×	×	△	×	×	×	×	医療器具，手指，皮膚の創傷部位
逆性石鹸	○	×	×	△	×	×	×	×	医療器具，手指，皮膚の創傷部位

○：有効　△：やや有効　×：無効あるいは効果不明

〔出典：中野隆史監修（2018）感染症総論，病気がみえるVol.6 免疫・膠原病・感染症 第2版，MEDIC MEDIA，p.159（参考にして作成）〕

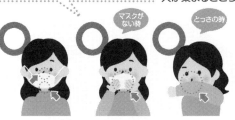
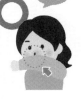

マスクを着用する
（口・鼻を覆う）　ティッシュ・ハンカチで
口・鼻を覆う　袖で口・鼻を覆う　何もせずに
咳やくしゃみをする　咳やくしゃみを
手でおさえる

図3-67　咳エチケット啓発ポスター

〔厚生労働省（部分）〕

ト（図3-67），消毒（手指や床・机・椅子・処置台，寝具など），媒介動物の駆除，出席停止・臨時休業などがあげられる。

　飛沫感染や接触感染は，鼻水や痰が付着した物や手指を介して，鼻，口，眼の粘膜から病原体が体内に侵入するため，咳やくしゃみをしている者は，マスクを着用する。マスクは顔にあったサイズを選び，鼻から顎まで充分に覆うよう着用する。マスクがない場合は，ティッシュ，ハンカチ，袖，肘の内側などを使い，口や鼻をおさえて，くしゃみ，咳，つばなどの飛沫が飛ばないように咳エチケットを守る。咳やくしゃみをした後は，手すりやドアノブ等の周囲の物に病原体を付着させないように，こまめな手洗いをして手指の衛生を心がける。また，トイレ，流し場には石鹸を常備し，石けんを泡立てて手洗いができるように環境を整えておく。手洗い後に手指を拭く時は，タオル・ハンカチを共用しない。平素から，以上のような衛生管理や衛生教育を行うことで，感染経路を遮断し，感染症の予防及び感染症が発生した時の拡大防止に努める。

　一方，応急手当やケアを行う者が傷病者から感染を起こしたり，応急手当を行う者を介して傷病者に感染を起こす危険性も潜んでいる。それら感染予防の基本は，以下に示す標準予防策（スタンダード プリコーション）と感染経路別の予防策の二重防御システムからなる。感染経路別の予防策は，主に接触感染，飛沫感染，空気感染の3つの経路対策が重要となる。主な感染経路の特徴と病原体微生物（表3-3）を知り，その経路を遮断することによって，より効果的な感染予防が可能となる。

　接触感染予防策は，手指の衛生を保つ（手洗い，消毒），聴診器・血圧計などの器具は極力専用化し共有せず，使用ごとに消毒をする，手袋やガウンを着用するなどがあげ

表3-3　主な感染経路と原因微生物

感染経路	特徴	主な原因微生物
接触感染 （経口感染含む）	●手指・食品・器具を介して伝播する頻度の高い伝播経路である。	ノロウイルス※ 腸管出血性大腸菌 メチシリン耐性黄色ブドウ球菌（MRSA）　等
飛沫感染	●咳，くしゃみ，会話等で，飛沫粒子（5μm以上）により伝播する。 ●1m以内に床に落下し，空中を浮遊し続けることはない。	インフルエンザウイルス※ ムンプスウイルス 風しんウイルス　等
空気感染	●咳，くしゃみ等で，飛沫核（5μm未満）として伝播し，空中に浮遊し，空気の流れにより飛散する。	結核菌 麻しんウイルス 水痘ウイルス　等
血液媒介感染	●病原体に汚染された血液や体液，分泌物が針刺し等により体内に入ることにより感染する。	B型肝炎ウイルス C型肝炎ウイルス　等

※インフルエンザウイルスは，接触感染により感染する場合がある
※ノロウイルス，インフルエンザウイルスは，空気感染の可能性が報告されている
〔出典：厚生労働省（2019）高齢者介護施設における感染対策マニュアル改訂版〕

られる。飛沫感染予防策は，手指の衛生を保つ（手洗い，消毒），手袋やサージカルマスクを着用する，傷病者同士を1～2m以上離すなどがあげられる。空気感染予防策は，マスクをつけて応急手当，ケアを行う，手指の衛生を保つ（手洗い，消毒），換気をするなどがあげられる。

　また，出血や吐血している傷病者への応急手当時には，血液媒介感染の予防策も不可欠である。血液に触れる危険性のある処置を行う場合は，傷病者の血液が触れないように手袋やガウンを着用する。ガウンがない場合は，レインコート（雨がっぱ）を使用したり，ゴミ袋やポリ袋を使って簡単な防護服を作る等して対応する。手袋がない場合は，レジ袋に手を入れて応急手当を行ったり，炊事・掃除用のゴム手袋を代用する。

3）宿主の抵抗力（免疫）の増強

　宿主の抵抗力を高めるためには，日頃から栄養バランスがとれた食事，十分な睡眠と休養，適度な運動を含めた規則正しい生活習慣を心がける。また，過剰なストレスは，免疫力を低下させる恐れがあるため，ストレスをためないように日頃から対処法を考えておく。さらに，予防接種をして感染症に対する免疫をつけ，免疫を強くする。

③ 標準予防策（スタンダード プリコーション）

　標準予防策（スタンダード プリコーション）は，患者・医療従事者を含むすべての人に適応される感染予防策であり，病原微生物の感染源確認の有無にかかわらず，血液，全ての体液，汗を除く分泌物，排泄物，嘔吐物，創傷皮膚，粘膜等が感染原因になりうるという考えに基づく感染対策である。従来は病院内の感染予防策として用いられてきたが，近年は病院内に限らず，学校を含め，感染の可能性があるものを取り扱う場合に基本的な感染予防策とみなされるようになった[1]。

　標準予防策の具体的な内容としては，手洗い，手袋，マスクの着用，ゴーグルの使用，エプロン・ガウンの着用や，応急手当またはケアに使用した器具の洗浄・消毒，環境対策，リネンの消毒等がある（表3-4）。

＜留意事項＞
①手指の衛生は，手洗いが優先である。災害時の断水，停電に備え，衛生材料を備蓄しておく。速乾性擦式アルコール製剤を設置し，使用法を掲示する。
②緊急連絡体制を整備しておく。

表3-4　標準予防策の具体的な内容

①手洗い　感染源となりうるものに触れた後，手袋を外した後，つぎの患者に接するとき，普通の石鹸を使っておこなう。
②手袋　感染源となりうるものに触れるときや患者の粘膜や傷のある皮膚に触れるとき，清潔な手袋を着用する。使用後，もしくは非汚染物や他の患者に触れるときは，手袋を外し，手洗いする。
③マスク・ゴーグル・フェイスマスク　体液・体物質等が飛び散り，目・鼻・口を汚染する恐れのある場合に着用する。
④ガウン　衣服が汚染される恐れのある場合に着用する。汚染されたガウンはすぐに脱ぎ，手洗いをする。
⑤器具　汚染した器具は，粘膜・衣服・環境を汚染しないように操作する。再使用するものは，清潔であることを確認する。
⑥リネン　汚染されたリネン類は，粘膜・衣服・他の患者・環境を汚染しないように操作し，適切に移送・処理する。

〔出典：日本救急医学会Webサイト，医学用語 解説集，スタンダードプレコーション　https://www.jaam.jp/dictionary/dictionary/word/1030（2020/4/15アクセス）〕

コラム③　2020年　新型コロナウイルス感染拡大　予防対策

　2019年秋以降, 新型コロナウイルスが全世界中に感染拡大し大流行（パンデミック）している。アメリカ Johns Hopkins大学のCOVID-19 Dashboard統計によると, 2020年6月30日 日本時間午前0時33分現在, 全世界で新型コロナウイルスに10,180,816人が感染し, 502,634人が死亡し, 5,164,648人が回復している。未知のウイルスに誰もが罹患したことがなく免疫を持たず, 効果が確実な治療薬とワクチンがない。新型コロナウイルス感染症の症状は, 風邪のような軽症から人工呼吸器が必要な重症な人まで重症度の幅が広い。潜伏期にウイルスを排出し感染力を持ち, 感染しても症状がない人（不顕性感染）は, 接触者を感染させる怖れがある。従って, 自分が感染しているかもしれない, 他の人に感染させないと意識し, 自分自身と家族, 友達, 他人の命を守るよう行動を変容することが大切である。

　感染予防の基本は幼児から成人まで咳エチケットと手指衛生の実践である。さらに密閉空間closed spaces, 多くの人が集まる密集場所crowded places, 近距離の密接場面close-contact settingsで会話を避け, 「3つの密three Cs」を作らない。3つの密が揃うと, クラスター（感染者集団）感染発生のリスクが高い。

　感染症予防の原則に則した対策を示す。

1．病原体（感染源）除去

- 外出先から帰宅したら, 石鹸（固形, 液体, 泡タイプ）を用い流れている水道水で手を洗う。
- 消毒液を用いてウイルスで汚染されていると考えられるドアノブ, テーブル, 床, スーパーマーケットなどの買い物カゴ, ショッピングカートを消毒する。
- 国内移動制限, 海外渡航制限　ウイルスを持ち運ばない, 持ち込まない。
- 国外から入国制限, 検疫強化。
- 保健所と医療機関は感染者を早期発見, 診断する。クラスターを発見する。
- 保健所はクラスターを追跡する。プライバシー保護に留意し, 感染者の発症ま

での行動と，接触者を探し出し症状の有無により隔離や自宅療養し，感染の連鎖を止める。

２．感染経路遮断

1）飛沫感染，飛沫核感染（空気感染）予防

- 無症状でも感染している危険性を考慮し，飛沫が飛び散り周囲の人に感染させないよう，自宅外ではマスクを着用する。通常のマスクは飛沫拡散防止の効果がある。医療用マスクN95とは異なり，ウイルスの吸い込み防止効果はないものの，着用していると何気なく顔を触ることが少なくなり，眼，鼻，口の粘膜からウイルスが体内に侵入するのを減らすと考えられる。
- 屋内や電車内などで大声で話す，歌う，息がはずむような行動や運動は控える。
- 学校でリコーダーなど息を吹く楽器演奏は避ける。
- 密閉した空間を避け，換気に留意する。
- 手を洗った後，ジェットドライヤーを使用しない。
- スーパーやコンビニのレジなどの対面接触は，透明のビニールシートの仕切りを設ける。マスクやフェイスシールドを着用する。

2）接触感染を遮断

⑴　ヒト-ヒトとの接触感染予防

- 自宅に留まる。人と人との距離（social distance）を２メートル開け，人に触れることを避ける。電車の座席に座る際に，可能なら隣りの人と距離をとる。学校・保育所などを休みにし，遠隔授業を実施。学級内や学年毎に分散登校する。部活動は中止。卒業式と入学式は縮小または中止。可能なら在宅勤務，会議はオンライン会議にする。
- 生鮮食料品の買い物は，空いている時間帯に回数を減らしてまとめ買いする。１家族の内，一人だけが店内に入り買い物する。
- 通信販売による宅配や置配を利用する。
- 外出を自粛し人と会わない，集まらない。人が密集している場所，換気が悪い

場所，盛り場に行かない。

- 多数の人が利用する施設では，集会を開催せず，大規模イベントを中止し，スポーツでは無観客試合を行い，多くの経済活動を停止した。映画館，美術館，博物館，図書館，展示場は閉館し，百貨店，遊園地は営業を制限。飲食店は営業時間を短縮し，座席数を減らし人との距離を拡げ，換気に留意し，テイクアウトできるようにした。ライブハウス，ネットカフェ，漫画喫茶，麻雀店，ゲームセンター，カラオケ店やパチンコ店などの施設は休業。
- 交通機関は，生活を支える人達のために，窓を開けて換気して運行を継続。
- 病院は面会中止，介護サービスは休業したり業務を縮小。

⑵　物を介したヒト－モノ－ヒトとの接触感染予防

- 手すりなどに直接触らないようにする。使い捨て手袋を着用する。
- 実店舗で買い物する際，商品を手に取って見比べることを控えめにする。
- 現金払いを避け，電子決済やクレジットカード払いにする。

3．個人や集団の免疫力増強

　新型コロナウイルス感染症から回復して免疫を獲得する。予防接種を受けて，集団の中で免疫を持つ人が多数になれば感染流行は止まる。ワクチンを開発中である。

附：学校，保育所，放課後等デイサービスにおける新型コロナウイルス対応に関する通達
1）新型コロナウイルス感染症対策のための小学校，中学校，高等学校及び特別支援学校等における一斉臨時休業について（通知）元文科初第1585号　令和2年2月28日
2）保育所等における感染拡大防止のための留意点について
　　厚生労働省の事務連絡　令和2年2月25日
　　https://www.jpeds.or.jp/uploads/files/20200225mhlw_hoikuji_kansen_yobou.pdf
　　発熱等が認められた場合にあっては，解熱後24時間以上が経過し，呼吸器症状が改善傾向となるまでは保育所利用を断る取り扱いとする。
3）新型コロナウイルス感染症防止のための小学校等の臨時休業に関連した放課後児童クラブ等の活用による子どもの居場所の確保について（依頼）元文科初第1598号子発0302第1号障発0302第6号　令和2年3月2日

第4章

さまざまな傷病に対する応急手当

第1節 外傷の理解と応急手当

外傷は周囲の様々な環境要因により突然生じる。その症状は皮膚や粘膜の傷，体表面の変形など目で確認できるものと，外見上は変化がなく，症状から推測する必要があるものに分けられる。傷が確認できたとしても，目に見えない部位に損傷が起こっている可能性があり，見える症状のみにとらわれず，総合的に判断し応急手当を行うことが重要である。

判断の際には，身体のどの部位であっても共通して生じる出血や痛みについて，そのメカニズムや特徴を理解しておくことと，外傷の種別によって特異的に生じる症状を理解しておくことが，適切な判断とその後の応急手当につながる。また，いつ，どこで，どうなったかという受傷時の機序を把握することが，判断の精度を高めることにつながる。乳幼児や意識レベルが低下している場合は，受傷者が適切に表現できない場合が多く，周囲の状況から受傷機序を推し量る必要がある。

事故による外傷の中には，発生場所や発達段階によって頻度に差が生じる場合がある。発生場所や発達段階により起こりやすい事故や外傷の特徴をあらかじめ把握しておくことも重要である。

1 出血

1）鼻出血

鼻は気道に入る空気をあたため，濾過し，湿らせて，においを感じる器官である。

鼻出血の80％は，鼻の入り口近くのキーゼルバッハ部位（図4-1）よりおこる。キーゼルバッハ部位には毛細血管が網状に走行しており，それを覆う鼻粘膜が大変薄いため，強く鼻をかんだり指を入れたときに爪があたるだけでも出血しやすい。また，直下に軟骨や骨があることから，ボールがあたったり，硬いものに衝突したりすると出血しやすい。アレルギー性鼻炎の子どもは，くしゃみ，鼻水，鼻づまり，眼のかゆみや充血といった症状により，強く鼻をかむ

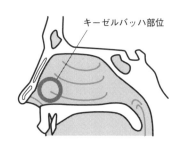

図4-1　キーゼルバッハ部位

と出血しやすい。また，鼻出血の一因には，血小板の数
が減少する血液疾患（再生不良性貧血，白血病など）が
ある。

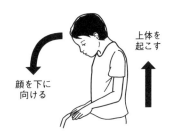

図4-2　鼻出血手当の体位

＜観察のポイント＞

①出血の原因：どのような状況で出血したのか，割り箸
　や串など細く尖ったものを刺した場合は，先端が欠け
　ていないかを確認する。止血しにくい病気（血液疾患
　など）や抗凝固薬の服用の有無を確認する。

②出血の量と時間：少量であれば，拭き取った物に付着した血液量で表現する。大量で
　あれば，洗面器などで受けておくと出血量がわかりやすい。

③随伴症状：血液の誤飲による吐き気，嘔吐の確認をする。

④バイタルサインの観察（第2章　バイタルサインの項を参照）。

＜応急手当の手順＞

①顎を少し引かせ頭をやや前かがみに傾けるように座らせる（血液がのどに流れないよ
　うに）（図4-2）。

　激しく泣く子どもの場合，泣くと出血量が増えるので抱いたり膝の上に座らせ子ども
　の気持ちを落ち着かせるような声掛けをする。

②可能なら傷病者本人が，また傷病者が乳幼児なら救助者が，親指と人差し指で子ども
　のキーゼルバッハ部位をつまみ，口呼吸させる。血液がのどの奥に流れてきたら，飲
　み込まずに吐き出すように伝える。飲み込むと吐き気や嘔吐を誘発しやすい。

　また，鼻の中に綿やティッシュペーパーを詰めると，その繊維が血液と一緒にかさぶ
　たになり詰め物を取り除くとき再出血することがあるので，詰め物はできるだけしな
　いほうがよい。

③鼻根部に氷嚢や冷たいタオルを充てると血管が収縮して止血効果が期待できる。鼻を
　打撲した場合は，骨折の有無にかかわらず著しい腫脹や皮下出血が生じるので必ず冷
　やすこと。

＜留意事項＞

①止血を確認出来たら圧迫を止める。通常数分以内で止血するが，10分以上続く場合は，
　圧迫したまま医療機関を受診する。割り箸や串などを刺した場合も必ず医療機関を受
　診する。

②止血してから30分間は鼻をかまないようにして再出血を防止する。

2）吐血

　吐血とは，消化管から出血した血液が口から吐き出される状態をいう。同じように血液を口から吐き出しても，呼吸器から出血している場合は喀血といい，処置も異なるため適切に観察をする（表4-1）。

表4-1　吐血と喀血との鑑別

	吐　血	喀　血
排出の状態	吐き気とともに排出される。胃部不快感を伴うことが多い。	咳とともに排出される。
色調	暗赤色のことが多い。	鮮紅色のことが多い。
性状	空気の泡沫を含まない。凝固する傾向がある。	空気の泡沫を含む。
混入物	食べた物が混入する場合がある。	粘液・膿が混入する場合がある。
反応	酸性	アルカリ性
前駆症状（前触れ）	吐き気，腹痛，上腹部圧迫感を訴えることがある。	温かい液体が上昇する感じを訴えることがある。
出血後の便の性状	タール便，黒色便が出る。	変化がない。

＜観察のポイント＞

①吐血の量と性状，色調，混入物

②吐血の状況：突然の吐血か，激しい嘔吐のあとか

③随伴症状：吐き気，腹痛，ショック症状（顔面蒼白，冷汗，意識低下，血圧低下など）

④バイタルサインの観察（第2章　バイタルサインの項を参照）。

＜応急手当の手順＞

①絶対安静にする。

②血液を誤飲しないよう，顔を横に向けて寝かせる。

③上腹部を氷嚢や冷たいタオルで冷やす。

④吐血がおさまったら塩水でうがいをさせる。再出血を防ぐため絶飲食とする。

＜留意事項＞

①血液を目に触れないように配慮し，不安がらないよう声をかけて落ち着かせる。

②吐物の一部を持参する，あるいは画像に撮影して受診する。

3）下血

　下血とは，消化管から出血した血液が肛門から排出された状態をいう。色調によりター

ル便（黒色便），暗赤色便，鮮血便に分けられる。タール便は小腸より上部（上部消化管）からの出血，暗赤色便，鮮血便は大腸から肛門付近（下部消化管）からの出血であると推測できる。

＜観察のポイント＞

①下血の量と性状：便器の中は観察した後に流すが，おむつの場合はビニール袋に入れておき受診の際に持参する。下血している場合は，消化管の中ではそれよりも多量の出血があることを考慮しておく。

②随伴症状：ショック症状（顔面蒼白，冷汗，意識低下，血圧低下など）

③バイタルサインの観察

＜応急手当の手順＞

①安静にする。運動や入浴は避ける。

②刺激物やアルコール飲料の摂取は消化管の血管を拡張させるので控える。

2 気道内異物・消化管異物（誤飲）

　誤って気道や消化管に異物が混入することがある。消化管の異物は自然に排出される場合があるが，中には医療機関の受診が必要な異物がある。また，気道内の異物は，咽頭や気管が完全に閉塞すると窒息死の危険があるため，早急に取り除く必要がある。平成29年の東京消防庁の「救急搬送データからみる日常生活事故の実態」によると，ものが詰まる事故は救急搬送の約3.3％を占め，乳幼児に多くみられる。

1）気道内異物

　子どもでは豆類やアメなどの食物やおもちゃなどによる閉塞が多い。パンなどを詰めて呼吸ができなくなった事故の報告もある。その他，高齢者ではもちや包装の袋，入れ歯などによる事故が発生している。

＜観察のポイント＞

①異物の種類：もち，こんにゃくゼリー，硬貨，おもちゃの
　部品，風船，ビニール袋などの確認

②随伴症状：せき込み，チョークサイン＊，発声の有無，呼
　吸の有無，チアノーゼ，意識レベルの低下，疼痛

　＊窒息で息ができない時に，両手を交差させて喉元を親指

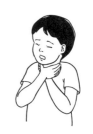

図4-3　チョークサイン

と人差し指でつかむしぐさを「チョークサイン」と言う（図4-3）。

＜応急手当の手順＞

①異物が見える場合は，ピンセットなどで除去する。

②傷病者の意識がある場合には，背部叩打法や腹部突き上げ法により，異物の除去を試みる。

③窒息している場合は，除去を試みながら救急車を要請する。

a．乳児の場合

　ア　乳児の頭が下向きになるように支える（図4-4）。

　イ　肩甲骨を5回，平手で頭の方へ向けて叩く。

　ウ　口の中を見て異物が取り除かれていなければ，仰向けに変え頭を低くする。

　　　胸骨の半分の部分を指2本で5回圧迫する。異物が排出するまで繰り返し行う。

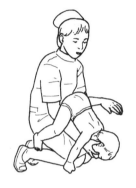

図4-4　背部叩打法

b．幼児への腹部突き上げ法

　ア　幼児の後ろに回り，両腕をわきの下から腹部にまわす。

　イ　片方の親指側を幼児の正面臍のすぐ上に置き，もう片方の手を握り一気に手前上方に持ち上げる（図4-5）。

c．成人への腹部突き上げ法

　ア　傷病者の後ろに回り，ウエスト付近に手をまわす。

　イ　一方の手で臍の位置を確認し，もう一方の手で握りこぶしを作り親指側を傷病者の臍の上方で，みぞおちより下方にあて一気に手前上方に持ち上げる（図4-6）。

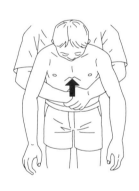

図4-5　腹部突き上げ法

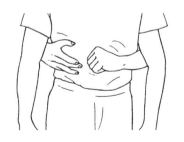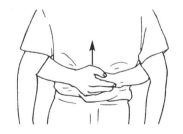

図4-6　腹部突き上げ法（成人の場合）

〔出典：日本赤十字社編（2005）救急法講習教本，日赤会館，p.45〕

90

<留意事項>

①腹部突き上げ法は，妊婦，乳児，肥満者には行えない。背部叩打法のみ行う。

②意識がある場合は，背部叩打法と腹部突き上げ法を組み合わせて何度か試みる。

2）消化管異物

　子どもは，ボタン電池や硬貨，おもちゃの部品などを飲み込むことがある。また誤って灯油やたばこを飲んだり食べたりすることがあり，異物によっては一刻を争う場合がある。灯油や洗剤などの誤飲については中毒の項（第4章第3節9）を参照。

<応急手当の手順>

①何を飲み込んだか確認し，全身状態を観察する。

②痛みを訴える場合は，安楽な体位にして，医療機関に搬送する。

<留意事項>

①ボタン電池を飲み込み，食道にとどまっている場合，分単位で粘膜がただれ始めるため，救急車を要請する必要がある。

②喉の痛みを訴える場合は，異物で粘膜を傷つけたり，魚の骨が刺さっていることがあるため，速やかに医療機関に搬送する。

3　目・耳・鼻の異物

1）目の異物

　通常，人間はまぶたを閉じることで異物の混入を防いでいる。しかし，防ぎきれなかった場合は，砂や鉄粉，化学薬品などの異物により角膜を傷つけてしまうことがある。

　またコンタクトの使用時には，清潔な手で触らないと，感染を引き起こしたり，傷つけたりすることがある。

　異物の種類によっては，緊急な医療的処置を必要とするものもあるので留意する。

<観察のポイント>

①異物の種類：砂，ほこり，虫，化学薬品，鉄粉など。

②随伴症状：眼痛，異物感（コロコロした感じ），流涙，羞明

<応急手当の手順>

①しばらくは目を閉じたままにする。多くの場合は，涙とともに異物が流し出される。こすったり瞼の上から押さえたりすると，眼球を傷つけるので決して触れないように

伝える。

　乳幼児の場合は，協力者を頼み複数の人で手を抑えるか，上半身をバスタオルなどで包み手が目に触れないように工夫する。

②異物が涙で流し出されない場合は，眼瞼を反転させておいて，濡らしたガーゼや綿棒で軽く拭き取る。この時強い力をかけると，角膜が傷つくので十分に留意する（図4-7）。

③洗面器などに水をためて，水の中でまばたきをすると取れることもある。それでも取れない場合は，清潔な水道水か洗浄液を目の表面に静かにかける。この時，目を上下左右に動かしながら洗うと効果的である（図4-8）。

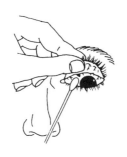 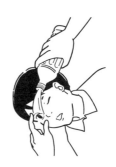

図4-7　目の異物の除去①　　　　　　　図4-8　目の異物の除去②

④応急処置ののち，異物が除去できない場合や，痛み，違和感がある場合，浮腫や視力低下がある場合，化学薬品などの異物の場合は，医療機関を受診する。

2）耳の異物

　幼児が，誤ってビーズやプラスチックの玩具などを耳に詰めてしまうことがある。蚊などの昆虫が入り込む場合もある。一旦入り込んだものはなかなか取り出しにくいのが耳の異物の特徴である。

＜観察のポイント＞

①異物の種類：豆類，ビー玉などの玩具，昆虫，水，砂，耳かきの先など

②随伴症状：耳痛，耳鳴り，耳が詰まった感じ，耳が聞こえにくい，昆虫の動く音がする，昆虫の羽の音がするなど

＜応急手当の手順＞

①水は，ティッシュなどをこより状にしてゆっくり入れていくと，毛細管現象で取り除

ける。耳かきや綿棒で力任せに取ろうとすると傷をつけてしまうので留意する。

②昆虫は，室内を暗くしておいて，懐中電灯で外耳を照らすと明るい方向に出てくる。それでも出ないときは，昆虫がいる側を上にして寝かせ，静かにオリーブオイルやぬるま湯を垂らして取り除く。

③豆類やビー玉などの玩具は，オリーブオイルなどを垂らして取り除く。奥に押し込むと，鼓膜を破ることがあるので，無理をしないで耳鼻科を受診する。

＜留意事項＞

①耳の異物は無理に出そうとせず，耳鼻科を受診する。

3）鼻の異物

　乳幼児が，誤って豆や玉を詰めてしまうことがある。豆は時間とともに水分を吸って膨らむので取り出しにくくなる。

＜観察のポイント＞

①異物の種類：豆，玉，とうもろこし，ボタンなど

②随伴症状：鼻閉感，鼻汁，悪臭

＜応急手当の手順＞

①異物の位置が浅い場合，入っていないほうの鼻を押さえて強く鼻をかませる。それを数回繰り返す。

②異物の位置が深い場合，気管内に入る危険性があるので耳鼻科を受診する。

＜留意事項＞

①指やピンセットで取り出そうとすると，鼻の奥深くに入ってしまい除去できなくなることがあるため，耳鼻科を受診する。

4 骨折

　骨折とは強い外力の作用により，骨組織の生理的連続性が部分的あるいは完全に断たれた状態をいう。骨折の種類を表4-2に示す。

表4-2　骨折の種類

分類の基準	名称	状態
原因による分類	外傷性骨折	強力な外力によって骨の連続性が断たれたもので最も多い。
	病的骨折	腫瘍，骨粗しょう症など骨に病的な脆弱性を有する場合，軽微な外力で骨折が発生することがある。
	疲労骨折	微力であっても，頻回にわたり同一部位に外力が加わることで発生する。スポーツ選手の下腿骨骨折などが例にあげられる。
創と外部との交通の有無による分類	非開放骨折（皮下骨折）	皮膚に創がないか，あっても骨折部に外部との連絡がないもの（図4-9）。
	開放性骨折（複雑骨折）	皮膚に開放創があり，骨折部と外部が交通しているもので感染の危険性が高い（図4-10）。
程度による分類	完全骨折	骨の組織が完全に断絶しているもの。
	※不完全骨折	一部で骨の組織の連続性が保たれているもの。外傷性骨折の中で小児に特徴的な，隆起骨折，若木骨折，骨端骨折はいずれも不完全骨折（日本整形外科学会websiteを参照）。

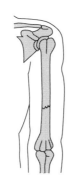

図4-9　皮下骨折

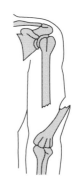

図4-10　開放性骨折

〔出典：日本赤十字社編（2005）救急法講習教本，日赤会館，p.102〕

1）観察のポイント

a．全身状態の観察

　骨折部位は1か所とはかぎらないので，全身を注意して観察するとともに，以下の症状についても観察する。

①一過性のショック：顔面蒼白，冷汗，脈拍微弱，ふるえ，悪心など

②出血性ショック：多発骨折，骨盤骨折，開放性骨折などで出血量の多い場合に循環血液量の不足が起こる。

ｂ．局所症状の観察

　傷病者の意識がはっきりしている場合は，受傷時の状況（どこをどのように打ったか），骨折音を聞いたか，痛みのある部位はどこか，患部を自分で動かせるかについて問診する。この際に無理に動かしてはならない。周囲で目撃している人がいれば，状況について聞いてみるのも１つの方法である。

　症状としては，以下のことが特徴的である。

①痛み：患部を動かすことで増強する自発痛。

②介達痛：患部から離れた部位に，刺激を加えると，患部に伝わる疼痛

③腫脹（腫れ），皮膚の変色：受傷後数分で発生するが，深部の骨の不完全骨折や疲労骨折，病的骨折では見られないことも多い。

④変形：骨片がずれた場合，外見上，屈曲，短縮，ねじれなどの変形が見られる。骨片のずれがない場合は見られない。

⑤機能障害：受傷直後より患肢が動かせない。

2）骨折の応急手当

　できれば骨折部を固定する（固定法の項参照）。この時，手足であれば骨折部より末梢の循環状態の観察ができるよう，手袋や靴下などは脱がせておく。副木などで固定した後，可能であれば患部を高くしておくと腫れを防ぐことができる。変形がある場合，無理に正常位に戻そうとすると神経や血管などを傷つける危険性があるので，そのままの状態で固定して医療機関へ搬送する。体位は傷病者の最も楽な体位にする。全身を毛布などで包み，保温をする。開放性骨折の場合は，止血と創傷の手当をした後に固定をする。骨折部を締め付けそうな衣類は脱がせるか切り広げる。

3）上肢の骨折

　上腕，肘，前腕，手首，指などの上肢の骨折について，固定法を中心に医療機関を受診するまでの応急手当を述べる。

(1) 上腕骨折

<応急手当の手順>

①骨折部が動かないように，救助者の1人が骨折部を中心にその上下をしっかり支える。

②もう1人が，傷病者の前腕を静かに肘から曲げて，三角布で首から吊る。

③柔らかい物でよく包んだ副木（肩から肘までの長さのもの）を骨折している上腕の外側から当てて，三角布2本で体幹に固定する（図4-11）。

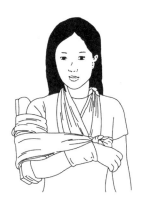

図4-11　上腕骨折の固定

〔出典：日本赤十字社編（2005）救急法講習教本，日赤会館，p.106〕

(2) 肘骨折

<応急手当の手順>

①肘が伸びて骨折しているときは，柔らかい布などで包んだ副木（腋の下から指先までの長さ）を，伸展位のまま肘の内側から当てる。腋窩にあたる部分は厚い当てもので保護する。

②手首～手背のあたりで体幹に固定する（図4-12）。

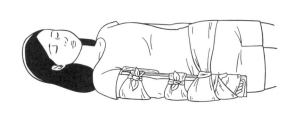

図4-12　肘骨折伸展位固定

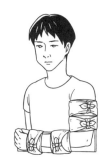

図4-13　肘骨折屈曲位固定

③肘が曲がった状態で骨折しているときは，救助者の一人が注意深く肘を固定し，L字型の副木（腋の下から指先まで）を手掌側から当てる（図4-13）。

④三角布で前腕を吊る。

⑶　前腕の骨折（橈骨の骨折，尺骨の骨折）・手首の骨折

＜応急手当の手順＞

①副木（肘から指先までの長さ）を前腕の外側と内側から当て固定する。

②手掌が傷病者の体幹に向くようにし，手掌を下に向けないようにする。

③必要があれば三角布で体幹に固定し，その際結び目は腋の下を避ける（図4-14）。

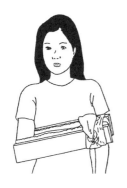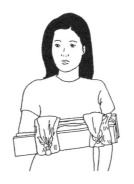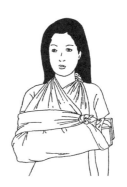

図4-14　前腕・手首の骨折の固定

〔出典：日本赤十字社編（2005）救急法講習教本，p.105〕

⑷　手根骨または指の骨折

＜応急手当の手順＞

①手根骨の場合は指先から肘まで，指の骨折の場合は指先から手首を含む長さの副木を手掌側から当てる。その際，指先が副木から出ないようにする。

②指先がみえるように三角布で吊る。

4）下肢の骨折

　下肢の骨折を部位により大腿，膝，下腿，足の甲や指に分けて述べる。

⑴　大腿骨骨折

　高齢者では軽い転倒などでも起こるが，若年者層では強い外力で起こる。その場合，組織への出血は大量であり，ショック状態におちいる危険性がある。受傷後歩行不能となり，患肢は膝が外を向くようになっていることが多い。

<応急手当の手順>
①副木は外側と内側から当て，骨折部の上下から固定していく。内側は，股の下から足先まで副木を当てる。外側は脈の下から足の先までの長さのものを用いる（図4-15）。
②副木がない場合股間に毛布を入れ，健側に固定するとよい（図4-16）。
③出血量が多い場合には直接圧迫止血によりショックを防止する（第4章第3節参照）。

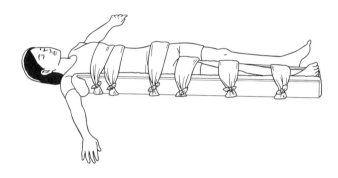

図4-15　大腿骨骨折の固定

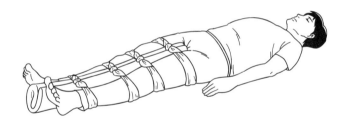

図4-16　毛布を利用した固定

(2)　膝骨折

　自動車の助手席に乗り，シートベルトをしていなければ，衝突事故が発生した時に前に投げ出されて，膝を強打して起こすことが多い。受傷後は膝を伸ばせなくなる。

<応急手当の手順>
①殿部から踵までの長さの副木を，下肢の後ろ側に当てる。
②膝と足首，踵の部位には柔らかく厚めの当て物を入れる。
③膝が非常に早く腫れてくるので，膝をくくってはいけない（図4-17）。

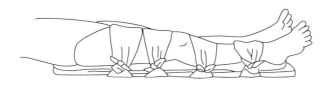

図4-17　膝骨折の固定

⑶　足関節（足首）の骨折

　足首が複数の部位で骨折することがあり，足首を安定させている靱帯が断裂することがある。骨折した足首には痛みと腫れが生じ，通常は体重を支えることができない。

＜応急手当の手順＞

①RICE処置（第３章第３節　コラム②）を行いながら，固定をして，医療機関を受診する。

⑷　下腿の骨折

＜応急手当の手順＞

①大腿から足先までの副木を外側と内側から当てる。

②内くるぶしには柔らかい当て物を厚めに当てる（図４-18）。

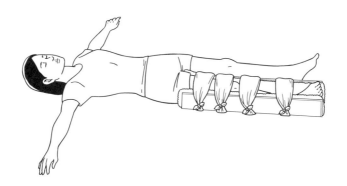

図4-18　下腿骨骨折の固定

⑸　足の甲や足指の骨折

　重いものを足の上に落とした時に起こる。

＜応急手当の手順＞

①靴を脱がせる。必要に応じで靴紐や靴を切って脱がせる。

②傷があれば厚い当て物をし，包帯で固定して傷の保護をする。

③小さな座布団やバスタオルなどで，下腿から足全休をよく包んで固定する。

④副木を使う場合は，足の指先から下腿の中央まで，足の裏の方から当てる。この場合は，L字型の副木を使うようにする。

5）脊椎骨折

　脊椎は頸椎，胸椎，腰椎，仙骨，尾骨からなっている。脊椎の骨折では，脊髄損傷を伴う場合がある。第5頸髄節より上方で傷つくと呼吸筋の麻痺により死に至る場合もある。脊椎の骨折の有無がよく分からない場合は，骨折があるものとして取り扱う。すなわち，移動や搬送にあたって二次的に脊髄損傷を起こさないようにすることが大切である。体位の変換や搬送は多人数で行い，慎重を要する。

＜観察のポイント＞

①痛み：脊椎のどこに痛みがあるか。

②運動障害：四肢を動かすことができるかどうか。脊髄損傷があれば動きは弱いか，まったくない部位がある。

③知覚障害：脊髄損傷があれば感覚がなくなることがある。

＜応急手当の手順＞

　傷病者に一次救命処置の必要がない場合は，発見されたままの体位を保ち救急車を待つ。事故や災害等により傷病者に二次災害の危険があれば以下の方法で移動させる。

　4人以上で対応を準備し，移動は，決して脊椎を捻らないこと。また，背骨が弓状に反ることも避ける。頭をもつ人は頭側に立ち受傷者の顎に片手をかけ，他の手を首の下に入れ，後頭部を持って両手で受傷者の頭を支えながら自分の身体の方へ十分引く。一方は，受傷者の足首をつかみその両足首を引っ張る。他の人は受傷者の上半身や下半身を持ち，片膝をつく。皆で一斉に受傷者を持ち上げ，もう一人の人が板を入れる。皆で板を持ち上げ担架を入れる。動揺を避けるため，静かにゆっくり搬送する（図4-19）。

＜留意点＞

①やむを得ず移動させる場合は，いかに慎重に動かすかが大事である。必要な人数や資材が揃わない場合は，受傷者を保温して揃うまで待つ。

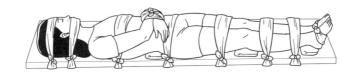

図4-19　脊椎骨折の固定

6) 骨盤骨折

骨盤骨折は転落や交通事故などに多く，高齢者の転倒の場合も起きる。しばしば重度損傷となり重篤な病態を呈する。骨盤腔内の臓器や神経，血管が傷ついた時には，大出血，血尿，ショックなどが起こる。

＜観察のポイント＞

①受傷状況で程度を知る。

②立つこと，下肢を自分で動かすことが困難だが足先は動かせる。

③骨盤に触れると痛みがある。

＜応急手当の手順＞

①傷病者の最も安楽な体位にする。できるだけ，骨盤を安静に取り扱う。

②できれば本人の身長より長い板を用意し，多人数でそっと板にのせ，さらに担架に乗せて静かに動揺をさけながら搬送する。

③ショックを防止する（第4章第3節参照）。

＜留意点＞

①骨盤骨折は見た目には一見どうもなくても骨盤腔内に大量に出血していることがあるのでショックに留意する。

②そっと動かすことを心がけ，出血や疼痛を最小限度に抑える。

7) 肋骨骨折

交通事故の際にハンドルで強打したり，転倒時に胸を強打した際に受傷する。

＜観察のポイント＞

①痛み：深呼吸時，上肢に力を入れるなどの動作時に痛みが生じる。

②呼吸困難，喀血など：あれば肺損傷の疑いがある。

＜応急手当の手順＞

①息をしっかり吐いた時に，たたみ三角巾でしっかり固定する。結び目は患部の反対側にし，結び目の下には当て物をする。

②3本の三角巾を用いて固定する。呼吸が困難な時は，上半身を高くする。

③傷がある場合は，固定せず医療機関へ搬送する（図4-20）。

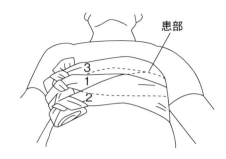

図4-20　肋骨骨折の固定

8）鎖骨骨折

　柔道の練習中や，肩や上腕に外傷を受けた時に折れることがある。傷病者は受傷側の肩が下がり，健側の手で肘を支え，頭を受傷側に傾けた姿勢をとることで筋の緊張をとって痛みを和らげている。

＜応急手当の手順＞

①傷病者が最も安楽な位置で固定する。

②三角巾で肘を持ち上げるようにして，健側の肩の上で結ぶ。この時，胸を張るようにすると安楽である。

③もう一枚の三角巾で，患側の肘を体に固定する。動揺が避けられるため，安楽になる（図４-21）。

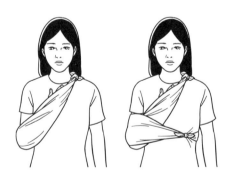

図4-21　鎖骨骨折の固定

コラム④　小児の骨折の特徴

　子どもに「触ると泣く」，「手を使わない」，「足に体重をかけられない」などの症状があれば，骨折を疑い整形外科の受診を検討する。特に乳幼児では，発達段階により訴えや表現が不十分なため注意深い観察が必要となる。

　小児の骨折は，転倒や転落によるものが大半で，肘関節周囲や前腕など上肢の骨折が約半数を占め，次に鎖骨や下腿の骨折が多い。小児の骨折の特徴として，成長期の骨には弾力があるため，骨幹部では隆起骨折や若木骨折が起こる。また，閉じる前の骨端軟骨板（成長板）は力学的に脆弱で，力が加えられたときに破壊され，骨端骨折が起こる。

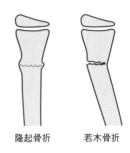

隆起骨折　　若木骨折

図　小児に多い骨折の種類

コラム⑤　顔面骨折

　転落，転倒事故で顔面を強打すると，顔面骨折を起こす場合がある。症状の多くは顔の変形であるが，重症になると開口障害やものが二重に見える眼球運動障害などがおこる可能性がある。また，交通事故やボクシング，野球ボールなどの直撃など，眼部に集中して強い外力が加わった際に見られる特殊な顔面骨折として，眼窩底骨折（ブローアウト骨折），眼窩吹き抜け骨折などがある。鼻部に強い力が加わった場合は鼻骨骨折の可能性がある。変形や出血がみられる場合や，狭い面積に大きな外力が加わるような受傷機転の際には，速やかに医療機関に搬送する必要がある。

5　脱臼・捻挫・突き指

1）脱臼

　関節が生理的な可動域を超えて運動が強制された場合に，関節を作っている骨の位置関係が関節面から外れた状態になったことを脱臼という。完全な脱臼と，両方の骨の関節面が一部接している亜脱臼とがある。脱臼しやすい関節は顎関節，肩関節，肘関節，

手関節，指関節股関節，膝関節である。

　脱臼の典型的な症状としては，腫れて痛む，関節が変形して動かなくなる，四肢であれば左右の長さが変わることであり，神経損傷，血管損傷を合併していることもある。

　脱臼に対する応急手当の基本は，できるだけ安楽な体位にし，患部の動揺を避けることである。必要に応じて副木で固定し，医療機関を受診する。

(1)　顎関節の脱臼

　あくびをした時，歯科受診時や口一杯に食べ物を頬張っている時などに起こる。

＜観察のポイント＞

①口の状態：口が大きく開いて閉じることができない。

②顎の位置：下顎の歯列は上顎より前の方へ突き出ている。

＜応急手当の手順＞

①動揺による痛みを軽減するよう，タオル等の当て物で顎を支えながら，医療機関を受診する。

＜留意点＞

①習慣性の場合自分で整復できることがあるが，応急手当として整復は行わない。

(2)　肩関節の脱臼

　肩を下にして転んだり，直接肩を打ったり，肘や手をついて転びその力が肩関節に及んだときに起こる。痛みのため肩が動かせなくなり，肩の上から脱臼した骨順に触れることができる。

＜応急手当の手順＞

①前腕を三角巾で吊る。三角巾の布目が体幹と平行になるようにあて，肘を直角に曲げたまま図のように固定し，三角巾の端は背中で結ぶ（図4-22）。

②医療機関を受診する。

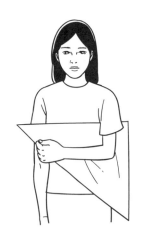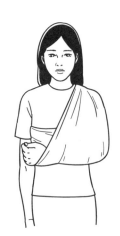

図4-22　肩関節脱臼時の固定

⑶　肘関節の脱臼

手をついて倒れた時や前腕を強くひねったとき，小児の手を強く引いたときなどに起こる。受傷後激痛があり，肘を曲げることができない。神経麻痺を合併している場合，整復が遅れると手関節と指の変形・拘縮を起こすことがある。

＜応急手当の手順＞

①脱臼したままの姿で健側の手で腕を固定し，医療機関を受診する。

⑷　手関節・股関節・膝関節の脱臼

手を伸ばしたまま手を突いて倒れた時などに手関節の脱臼が起こる。股関節の脱臼は，転落や交通事故など足や膝をついてかなりの力で倒れた時に起こしやすい。股関節の靭帯は丈夫なので，脱臼を起こす時は相当な力が加わった時である。膝関節部に強い外力を受けると，多くは骨折を起こし脱臼はまれであるが，過伸展が強制されたり，捻じれる状態で力が加わると脱臼を起こすことがあり，激痛と膝の変形，運動不能となる。

＜応急手当の手順＞

①手関節の脱臼は，三角巾で前腕を首から吊る。

②股関節の脱臼は，堅い板にのせ，膝を曲げ（膝の下に毛布などを置き安定させる）足を立てて身体を板に固定する。

③膝関節の脱臼は，楽な体位での副木固定をし，すぐに医療機関へ搬送する。

④応急手当の後に医療機関を受診する。

2）捻挫

捻挫は脱臼と同じ機序で起こる。強い外力によって関節が外れかかってまた元に戻った状態で，その関節を形成し付着している靭帯，腱，関節包などが伸ばされたり，または一部断裂したりした状態である。膝関節と足関節に多い。

また，骨折が同時に起こることもあるので，捻挫か骨折かはっきり分からない時には骨折として手当を行う。捻挫であっても関節の周りの腱や靭帯を損傷していることがある。

捻挫の典型的な症状としては，痛みと軽度の機能障害であり，時間の経過とともに次第に内出血，浮腫によって腫脹が出現し，増強する。多くの場合，関節の動きを制限すれば体重をかけて歩行することができる。

＜応急手当の手順＞

RICE処置（第3章第3節　コラム②）を参照

(1)　**膝関節捻挫**

　スポーツや山歩き，遠足などで受傷することが多い。

＜応急手当の手順＞

①軽いものは，湿布剤を貼付して伸縮包帯または弾性包帯で固定する。

②傷病者の安楽を目安に必要時副木を当てRICE処置（第3章第3節　コラム②）を行いながら医療機関へ搬送する。

(2)　**足関節捻挫**

　内反捻挫による外側靭帯の損傷が多い。

＜応急手当の手順＞

＊三角巾による包帯固定法

　受傷後，処置のできる所まで歩かなければならない時に用いる。

①たたみ三角巾を作り，中央部を靴の踵の土踏まずの部位にかけ，後ろに強く引き，足首の後部で交差させる。

②両端を引っ張りつつ足首の前部に回し，再び交差させてから反対側の三角布の下を通す。

③両端を足首の前で強く結ぶ。余った端は折り込んで，歩くのに引っかからないようにする（図4-23）。

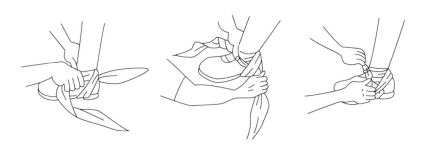

図4-23　足関節捻挫の三角巾固定法

3）突き指

　突き指には指の捻挫，骨折，靭帯や腱の断裂などが含まれており，症状のみでは判断が難しい場合が多い。痛みや腫脹，運動障害等が強い場合は，応急手当ののち，医療機関を受診する必要がある。

＜応急手当の手順＞

①基本的な処置はRICE処置（第3章第3節　コラム②）である。

②指を引っ張ることはしない。

③変形・腫れ・痛みが強い時は医療機関を受診する。

コラム⑥　家庭で気をつけたい肘内障

　子どもが手を引っ張られた後などに，肘の靱帯から肘の外側の骨（橈骨頭）がはずれかかることによって起こる。多くは，5歳以下の子どもにみられ，肘をやや曲げた状態で下げたまま，痛がって動かそうとしない場合は，肘内障を疑う。

　医療機関を受診し整復する。整復の後はいつもと同じように腕をつかってよい。ただし手を引っ張られることにより繰り返すことがあるので，注意を要する。

★肘内障が疑われる場合は，患部を動かないように固定し，早急に医療機関受診をする。

6　歯牙脱臼

　外力により，歯を骨（歯槽骨）に固定している組織（歯根膜）が断裂することを歯の脱臼と言う。脱臼には歯が骨から完全に離れ，抜け落ちる（脱落）完全脱臼から，一部の歯根膜が断裂しただけの不完全脱臼までさまざまな脱臼の状況がある。

＜応急手当の手順＞

①受傷直後は口をすすぎ，口腔内を清潔にする。

②歯茎や歯肉から出血していれば，ガーゼ等で圧迫止血を行う。

③完全脱臼（脱落）のときは，すぐに脱落歯を拾い露出している歯髄を保護しながら，汚れた砂や泥を水道水で軽く洗い流す。乾燥しないように，歯の保存液の中に保存し，ない場合は牛乳に浸すか湿潤させたペーパータオル等にくるみ，できる限り早急に歯科医院を受診する。

＜留意点＞

①歯の再植術を行っているか問い合わせてから受診する。

7 腱損傷

　腱は，筋肉を骨につなげる役割をしている。腱は結合組織だけでできているので，伸びすぎると切れてしまう場合がある。その典型的傷害が，アキレス腱断裂である。

　アキレス腱を断裂した人は，「棒でなぐられたみたいだ」「人に蹴られたのかな?」「激痛がする」「断裂音が聞こえた」「痛みで歩けない」などと語っている。基本的な処置は，RICE処置（第3章第3節　コラム②）と固定である。

　アキレス腱炎は使いすぎによるオーバーユース症候群のひとつであり，アキレス腱周囲炎は，アキレス腱を覆うパラテノンという薄い膜に炎症を起こした状態をいう。基本的には使いすぎによる障害であるため，運動量を控えて局所の安静を保ち，腱が修復されるのを待つ。

　腱鞘炎は，腱を包む腱鞘に炎症が起きた状態をいう。腱鞘炎には，手指（バネ指），手首（典型的な腱鞘炎），肘（テニス肘），肩（五十肩），足首（アキレス腱）などがある。

＜応急手当の手順＞

①使いすぎによる炎症の場合は患部のアイシングで炎症を抑え，安静を保つ。

②アキレス腱断裂の場合は，固定して病院受診をする（図4-24）。

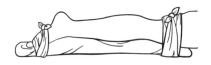

図4-24　アキレス腱断裂の際の固定

8 打撲

1）胸部

＜観察のポイント＞

①受傷状況，バイタルサイン（第2章第2節参照）

②胸部の状態：外傷があるかどうか，出血や内出血，変形があるかどうか。

③痛み：自発痛，呼吸時痛

④呼吸状態：呼吸困難や咳の有無。

＜応急手当の手順＞

①衣服をゆるめて，楽な姿勢をとらせる（第4章第3節2参照）。

②きずがあれば手当をする。

③打撲部に冷罨法を行う。

④安楽な体位にして横臥させると，疼痛が緩和する場合もある。

⑤呼吸に伴う痛みと，打撲部位より離れた場所に痛みがあれば，骨折が疑われる。

⑥骨折部が陥没していたり，呼吸困難の症状などがあれば，医療機関へ搬送する。

＜留意点＞

　表面の損傷だけでなく，内部損傷（肋骨骨折からさらに胸膜や肺の損傷）が起こっている危険があるので注意を要する。特に胸部には心臓，肺，気管支，大動脈，大静脈があるので交通事故などでは生命に危険を及ぼすことがある。

※胸部打撲の際の心臓振盪については，第4章第1節10参照。

2）腹部

＜観察のポイント＞

①受傷状況，バイタルサイン

②腹部の状態：腹部膨満，腹部緊張，腹痛，吐き気，嘔吐，反挑痛（食べ物，便の腹腔内漏出，出血などによる）。

③ショック状態：腹腔内出血が多量の場合にはショック状態になる可能性がある。

④血尿：腎臓等の損傷がある場合，血尿が出現する可能性がある。

＜応急手当の手順＞

①横に寝かせ両膝を曲げた安楽な姿勢をとらせ保温する。

②絶飲食とする。

③30分間は継続的に観察する。反動痛，ショック症状，嘔吐，血尿の出現に注意する。あれば直ちに医療機関へ搬送する。

④開放創があれば，滅菌ガーゼあるいは清潔なタオルをかけて三角巾で固定し，救急車を要請する。

＜留意点＞

①体表面に外傷がなくても，臓器損傷や腹腔内出血があることがある。

②臓器損傷としては腎臓や肝臓の損傷が最も多い。他に膵臓，脾臓の損傷もある。これらの臓器を損傷した場合は腹腔内で出血が続くため緊急を要する。

③最初は全身状態が安定していても，時間の経過とともに症状が現れることがある。

3）眼

<観察のポイント>

①眼の状態：疼痛，視力低下（片眼ずつ確認する），検視，眼瞼，角膜の状態，眼球運動

②出血：眼瞼，結膜下，角膜の下など

<応急手当の手順>

①コンタクトレンズ装用者で，コンタクトレンズが外せる状態であれば早めに外す。時間の経過とともに腫脹が増強し外せなくなることがある。

②打撲部に冷タオルか冷ガーゼを当て湿布する。

③眼瞼裂傷のある時は，滅菌ガーゼを当てて医療機関を受診する。

④前房（角膜の下）出血のある時は，両目を三角巾で固定し，眼科を受診する。両目を覆うのは，健側の眼を動かすと，患側の眼も動くため，安静を保つ目的で行う。頭を高くした体位または起座位をとらせる。水平位にすると出血が瞳孔領にかかり視力障害の原因となる。

⑤眼球損傷のある時は，早急に眼科を受診する。患側の眼に柔らかい当て物を厚めにするか，紙コップなどを当て，患部への圧迫を避けた状態で両眼とも三角巾で包帯する。頭部は高めに保つか起座位をとる。

⑥眼球運動に障害があり，眼底骨折の疑われる時は早急に眼科を受診する。鼻出血がある時は軽く押さえ，鼻をかまないように注意する。

<留意点>

①眼に拳，膝，ボールなどが強く当たった際に，顔面骨が骨折し，外眼筋がまきこまれてものがだぶって見えるときは，目を冷やして安静にし，眼科を緊急受診する。

②健康な目を動かすと，両目を同時に動かすことになるので，両目を覆う。

こんなときどうする②　　高所から転落したとき

事例

　中学校2年生の男子生徒が，昼休み中にふざけて4階の教室の窓のひさしに乗った際に，誤って足をすべらせ転落した。生徒が転落した場所はたまたま花壇であったため，比較的柔らかい土の上であった。物音に気付いた養護教諭が，いちばん最初に現場に駆け付けたが，生徒は倒れたまま動かない状態であった。

判断と対応

　現場に危険がないことを確認し，声をかけ意識レベルを観察する。大声で助けを呼び，救急車の要請とAEDを依頼する。足を滑らせて転落した場合は，垂直に落下するため，体幹に垂直方向に衝撃と圧力がかかる。骨折や打撲は想定内で，特に頭部打撲及び頚椎損傷を念頭に置いて観察を行う。したがって，頭部の出血や創傷，意識レベルの確認を優先し，次に四肢の変形や出血，創傷の観察を行う。

　この事例は，声掛けに反応してうめきながら痛みを訴えたため，意識レベルは清明と判断し，脈拍を測定しながら落ち着かせるように声をかけ，毛布で保温しながら救急隊の到着を待った。診察の結果，腰椎圧迫骨折，両腓骨骨折，両踵骨骨折と診断された。幸い開放骨折はなかった。

9　頭部の外傷

　小児の頭部外傷，打撲の多くは生命に関わらない軽症である一方，受傷直後は軽症に見えても不慮な転帰をたどる頭蓋骨骨折や頭蓋内出血などの重症者が潜んでいる。経過と共に症状が悪化し緊急に医療機関受診を要する児を適切に判断する。

　緊急に医療機関へ搬送が必要な頭部外傷に，頭部に衝撃を受け脳の損傷を伴わない脳震盪，頭蓋骨骨折（陥没骨折，脳を支える頭蓋骨底部の頭蓋底骨折，縫合線離開），頭蓋内出血（急性硬膜下血腫，急性硬膜外血腫）がある。

1）頭部外傷の原因

　転倒，衝突，転落・墜落，虐待がある。

①交通事故：自転車の事故，車に追突された，自転車と衝突，自動車の横転事故，自動車事故で車外に放出された。

②運動や遊んでいる最中：一輪車，鉄棒，跳び箱から落下，遊具から転落，廊下や激しい運動中に他の児童生徒と衝突，柔道の乱取り中の衝突や投げ技による頭からの落下，スポーツ用具による打撲，水深が浅いプールへ頭から飛び込み。

③転落・墜落：ベッドや階段，ベランダ，屋上から転落，教室の窓ガラスの外側を拭いていて身を乗り出し過ぎて転落。

④養育者や保育者が背負っていた・抱いていた乳幼児をコンクリートの床に落下，ベッド柵に衝突・転落。

⑤虐待によるもの。

2）頭部外傷の脳への影響

生命に関わる脳の影響は，直接損傷と間接損傷がある。

⑴ 受傷の衝撃による直接損傷

頭蓋骨骨折や頭蓋内で出血した頭蓋内血腫（急性硬膜外血腫，急性硬膜下血腫，脳内血腫）や，脳の局所に挫滅，小出血，脳浮腫（むくみ）による脳損傷が生じる脳挫傷。

⑵ 受傷後の出血や脳浮腫が脳を圧迫する間接損傷

頭蓋内圧亢進，血腫，脳浮腫で本来の位置から脳が押し下がり（脳ヘルニア），脳幹が大後頭孔に圧迫され，呼吸障害を起こし生命にかかわる。

＜観察のポイント＞

①受傷の状況，受傷した本人が受傷前後のことを覚えているか問診する。目撃者からも情報を把握するよう努める。

②全身を観察する。呼吸異常の有無，頭部の皮下血腫，頭皮の裂傷，出血の有無，髪に隠れた怪我の有無，顔，胸部　腹部　四肢の外傷の有無。

③耳や鼻から排液の有無：髄液鼻漏と髄液耳漏は，頭蓋底骨折を示唆する。

④麻痺，しびれ，激しい頭痛，嘔吐，けいれん，言語障害，失禁の有無，いつもとは様子が異なる，骨盤，脊椎の外傷の有無に留意する。

⑤意識レベル：意識消失の有無・持続時間，意識レベルが急速に低下するか，変動し徐々に低下するか，同じ言葉を繰り返す，会話の反応が鈍い，興奮，不機嫌，いつもと様子が違う，遊びたがらないなど。

⑥バイタルサイン，ショック症状の有無（第2章第2節バイタルサイン　参照）。

⑦瞳孔：両眼の瞳孔散大や縮瞳の有無　左右の瞳孔の大きさの差（第2章第2節参照），
　対光反射（第2章第3節参照）を観察する。

⑧　頭部の陥没，大泉門の膨隆の有無を触診。

＜応急手当の手順＞

①救急搬送する最重症例では，心肺蘇生を行い救急搬送する。保温する。

②打撲や出血があれば，RICE処置（第3章第3節　コラム②），直接圧迫止血（第3章
　第2節参照）する。

③運動中に，頭部外傷を起こし意識障害を起こした時は，指導者が運動を即座に中止さ
　せ安静にする。注意深く意識レベルを経過観察する。

④意識低下が進行する場合や，数時間から数日経過し，頭痛，嘔吐，手足に力が入らない・
　しびれなどの症状が出てくれば医療機関の受診を勧める。

＜留意事項＞

　以下の症状があれば，重症頭部外傷と判断して救急車を要請する。

①意識障害，けいれん，嘔吐，激しく増悪する頭痛，呼吸障害，瞳孔の異常が認められる。

②受傷直後に意識消失の有無に関係なく，外傷により意識状態が変動し，運動能力が変
　化，錯乱，頭部外傷の状況を覚えていない，頭痛，めまい，悪心・嘔吐が起こること
　がある。頭部の画像検査で脳にはっきりとした異常がなくても，脳が損傷している危
　険性があり脳震盪と呼ぶ。

③鼻腔や外耳道から薄い血が混じった水のようなものが流れ出ている。頭蓋底骨折によ
　り，骨と癒着している硬膜とくも膜が損傷し外部へ髄液が漏れ出て感染を起こす。「髄
　液鼻漏」「髄液耳漏」と呼ぶ。

④頭から肩にかけて大きな外傷があると，頚椎を骨折している疑いがある。

　頭部外傷で頚髄を損傷すると，呼吸障害，膀胱直腸障害，受傷した頚髄レベルより下
位（尾側）の運動麻痺や感覚障害を起こす。頭や身体を動かさないよう注意しつつ，首
を動かさないように傷病者の頭を両側から支え，救急搬送する。

　軽症頭部外傷による受傷後2日間位は運動を避け，慎重に経過を観察する。脳震盪後
は，運動，学習，コンピューターゲームを避け，自宅で安静に過ごす。意識障害，頭痛，
めまい，悪心・嘔吐，健忘などの症状が改善したら徐々にゲームや自宅学習など精神活
動を行い，徐々に学校に復帰してよい（林 2019）。

コラム⑦　乳幼児揺さぶられ症候群

　新生児〜6か月の乳児をあやす時に，身体に強い振動や脳に前後にぐらぐらと振動を与えたり，乳児を投げ上げて受け止める動作を繰り返すと，頭蓋骨と脳の表面をつなぐ静脈（脳架橋静脈）が破綻して出血し，急性硬膜下血腫，眼底出血，脳浮腫を起こす。症状は，異常な呼吸，ぐったりしている，母乳やミルクを飲まない，嘔吐する，泣かない，笑わない，目の焦点が合わない，けいれんを起こす。対策は，乳児の揺さぶりの危険性を認識し揺さぶらない。

10　心臓震盪

　「心臓に加えられた機械的刺激により誘発された心臓突然死」である。小児の胸郭は柔らかい。心臓病がない健康な幼児〜20歳代前半の成人の心臓の直上や心窩部（みぞおち）に衝撃が加わると，胸部や背部の打撲で胸骨や肋骨に骨折がないのに，心臓に衝撃がかかり，瞬時に致死的な不整脈（心室細動）から心停止を起こし，脳血流が途絶え数秒後に意識を失う。救命しないと突然死する。

1）心臓震盪の原因

①スポーツ用具による打撲：球技のボール（硬式・軟式野球，ソフトボールのように小さなボールと，サッカー，バスケットボール，フットサルのように大きなボール），金属バットなど。

②スポーツ用具以外による運動中の打撲：スポーツ中に転倒して木製の床で前胸部を打った，柔道の投げ技で背部を打った，アメリカンフットボールでショルダー・タックルを胸に受けた，少林寺拳法で拳で前胸部を打たれた。

③日常生活における前胸部打撲：友達とふざけていた，兄弟喧嘩，両親の喧嘩の仲裁，交通事故など。

＜観察のポイント＞

　前胸部打撲直後の意識障害や今まで見たことがない異常な呼吸の有無

＜応急手当の手順＞

　適切に早期に除細動する（第1章第2〜3節参照）。

＜留意事項＞

　自動体外式除細動器（AED）が近くになくても，心肺蘇生により救命できる可能性がある。

　予防策は胸部プロテクターを着用する。スポーツ選手は救急処置研修を定期的に繰り返し，心肺蘇生法を修得し心臓突然死を防ぐ。レクリエーションスポーツ，日常生活においても，適切な救急処置法の習得と実践が望ましい。

11　創傷

　学校で日ごろ遭遇する応急処置の中で，けがの占める割合はきわめて大きい。創傷は軽微なものから，出血を引き起こすもの，内臓損傷など多くの障害を伴うもあり，十分な観察と適切な処置が必要である。創傷にはその程度や原因により数種類に分類できるが，どの種類でも基本的な注意事項等は共通している。

1）創傷の危険性と手当の基本

　創傷の危険性は①出血　②疼痛　③細菌感染（化膿）であり，手当の基本は①止血②傷口の保護　③傷口の洗浄の3点があげられる。

2）一般的注意事項

(1)　損傷部位のみでなく，全身の観察を十分に行う

　傷の大きさや深さ，出血に驚き，あわてる場合があるが，落ち着いて受傷状況を把握するとともに，生命にかかわるような重大な部位に損傷はないか全身を十分に観察することが大切である。

＜観察のポイント＞

①発生状況（時間，場所，原因，要因等）

②一般状態

③疼痛の程度と部位

④創傷の状態（出血の有無，深さや広さ）

⑤損傷部位や全身の観察

　• 外表（皮膚や粘膜などの）の損傷と軟部組織（筋肉，腱も含む）の損傷，骨や関節の損傷

- 他の部位の損傷の確認　内部損傷はそれらの機能を失う危険性と，出血が多量では命を脅かす場合もある。

(2) 感染予防に気を付ける（第3章第7節参照）

①救助者はまず手洗いを行い，感染防止に気をつける。また咳やくしゃみなどして唾液等を飛沫させないようマスクを着用するなどの配慮が必要である。

②救助者は素手で傷病者の血液に触れないように気をつけ，血液で手が汚染された時は素早く手を洗う（傷病者の血液が多量な場合，救助者は使い捨てのゴム手袋を，それがない時はビニール袋等を代用し，直接血液に触れないように気をつける）。

③創傷にできた凝血は，血液が固まって止血されているので，むやみに取り除かない。

④傷や全身状態により，創面や傷の部分を固定し安静にする。止血や疼痛軽減にも効果的である。

3）創傷の主な種類とその処置

創傷とは皮膚が損傷した状態を指し，大きく分けて皮膚の連続性の離断を伴う開放性損傷と，皮膚の連続性が離脱されていない閉鎖性損傷がある。

開放性の創傷は①擦過創（すり傷）②切創（切り傷）③刺創（刺し傷）④咬創（咬み傷）⑤裂創（はさんだ傷，つぶれた傷）などがある。創傷の種類によって危険性が異なるので，手当の際注意が必要である（図4-25）。

近年，従来の創傷の手当てが従来の「水で洗い流し，消毒し，ガーゼを当てる」方法から「潤い（体液）を保ってきれいに治す」湿潤療法（モイストヒーリング）へと変わりつつある(本節　コラム⑧参照)。

(1) 擦過創（すり傷）

皮膚が擦れた状態で傷口がざらざらしている。

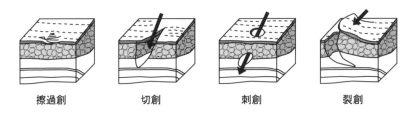

| 擦過創 | 切創 | 刺創 | 裂創 |

図4-25　創傷の分類

<観察のポイント>

　受傷場所，汚泥の場所かそれとも乾燥している場所か，傷の大きさや深さ，出血状況，汚染の程度

<応急手当の手順>

①傷口を流水で丁寧に洗う。砂などが残っている場合は無理のない程度にできるだけ清潔なガーゼを使用し除去する（砂などが残っていると化膿の原因となる場合がある）。

②救急絆創膏または創傷被覆材で傷を覆って閉鎖する。

<留意点>

　汚泥の場所での受傷は必ず医療機関を受診する。破傷風菌が土中に存在する可能性があるため創傷部が汚染されたら感染を起こす危険性がある。

(2)　切創（切り傷）

　ナイフなどの刃物やガラスの破片など鋭いもので切った傷。

<観察のポイント>

　受傷状況，原因（何で切ったか），傷の大きさや深さ，汚染状況，出血状況

<応急手当の手順>

①汚れていれば流水で水洗する。

②滅菌ガーゼを当てて，圧迫止血をする。

③傷口の両側から寄せ気味に絆創膏などで固定する。大きい傷には滅菌ガーゼを当て，その上から絆創膏で固定する。（傷口を開いたままにしておくと出血が止まりにくく，またその部位から感染を引き起こす恐れがある）

④必要があれば医療機関を受診する。

(3)　刺創（刺し傷）

　釘やとげなど鋭利な異物が皮膚に突き刺さりできた傷。傷口は小さくても傷の深さにより内部損傷を起こすことがある。

<観察のポイント>

　受傷状況　原因（何が刺さったか）　受傷部位，傷の深さや大きさ，出血状況

<応急手当の手順>

①傷が浅い場合はゆっくりと抜いて消毒をし，出血している時は止血をし，その後ガーゼなどで保護する。

②傷が深い場合，刺さっているものを慌てて抜かない。細かい破片が体内に残ったり，抜く時に血管や神経などを損傷する危険性があるので，無理に抜かずそのままの状態

で刺さったものが動かないように固定して医療機関を受診する。

③とげなどの小さなものが刺さった場合は，完全に引き抜く（その時消毒したピンセットや毛抜きを使用するとよい）そのあと血液を絞りだし，消毒する。

＜留意点＞

①刺入物が抜ききれない時，泥や鉄さびが傷の中に残った場合は化膿や破傷風の危険性があるので，医療機関を受診する。

②刺さっているものが血管からの出血をふさいでいる場合もあるので，抜くことによって出血を引き起こす危険性があるので無理に抜かないでそのまま受診する。

③胸部，腹部の刺傷は内部損傷を起こしている可能性もあるので，出血に留意し，ガーゼやタオルを当て速やかに医療機関を受診する。

(4) 咬創（咬み傷）

動物などにかまれてできた傷（第4章第1節16参照）。

＜観察のポイント＞

受傷状況，原因（何にかまれたか），受傷部位，傷の深さや大きさ，出血状況

＜応急手当の手順＞

①傷の消毒をし，できるだけ清潔なガーゼを当て，医療機関を受診する。

②犬にかまれた場合，飼い主に狂犬病の予防接種の有無を確認する。野犬の場合は保健所に連絡をする。

③毒ヘビ（マムシ等）にかまれた場合は，毒を絞り出し，できるだけ早く医療機関を受診する。

④ショックを予防する。

⑤可能ならば水分をできるだけ多く与え，肝臓の解毒作用を助け，尿として排出させる。

＜留意点＞

犬や猫，蛇などの口の中には多くの細菌やウイルスが存在する。それらが体内に入り，感染を起こしやすい。特に予防接種をしていない犬や野良猫にかまれた場合は速やかに医療機関を受診する。

(5) 裂創（裂き傷）

皮膚が裂けてできた傷。外力の加わり方によって様々な様相を示す。切創や刺創などと比較して皮膚組織の破壊の程度が大きく，傷の深さにより異なるが，皮膚や内部組織が裂けているので痛みは強い。

<観察のポイント>

　受傷状況，原因（何によって裂けたか），受傷部位，傷の大きさや深さ，出血状況

<応急手当の手順>

①出血量が少ない場合や傷が浅い場合は清潔なガーゼを当てて様子を見る。

②痛みが続く場合や炎症を起こしそうな場合は医療機関を受診する。

③出血が多くみられる場合はガーゼやタオルなどで止血し医療機関を受診する。

④傷の部位や出血量によっては救急車を要請する。

⑤ショックを防止する。

<留意点>

　受傷部位によっては内部損傷を起こしている可能性があるので，体位に気を付ける。

コラム⑧　　湿潤療法

　　方法としては，従来の消毒薬による消毒を行い，ガーゼを当て保護する方法から，水道水で十分洗い，消毒をせず，創傷部を乾燥させず，ガーゼの代わりに創傷被覆材（ドレッシングフォーム）を使用する方法である。湿潤療法は，医療機関受診が困難な施設や在宅介護などで，安価で効率よく創傷を治すという善意のもとで開発され広まった治療法である。

　　この方法は細胞の再生に必要な湿潤環境が保たれていること，消毒薬による傷口周辺の正常な細胞の破壊を防ぐことができる。

　　湿潤治療が適用されるかどうかの判断は重要である。適用としては軽度の創傷（軽度の擦過傷，切創）などであり，肉が裂けている又は，骨が見えているような深い傷，傷の奥に砂やガラスなどが残っている傷（洗い流すだけではとれない），乳幼児，動物による咬み傷は狂犬病，破傷風等の危険性があるので適用は不可である。

　　痛み，発赤，化膿その他の異変が発生した場合は速やかに医療機関を受診する。

　　湿潤療法という考え方はまだまだ新しく保護者の中には従来の方法を望む場合もある。児童・生徒に湿潤療法を施した場合には，保護者の誤解を防ぐためにも，きちんと説明し，理解を得ることが大切である。また学校や幼稚園，保育所での適用に関して各都道府県や自治体などで指針を出している場合があるので，それらを参考にして実施することが望ましい。

12 熱傷

　熱によって皮膚や組織が傷つけられたものを熱傷（火傷とも表記する）と言う。蒸気，薬品，電流，放射線などが原因となることもある。重症度は皮膚や軟部組織の損傷の深さや受傷面積，受傷部位，重傷者の年齢などにより判断する。

　損傷の深さは図4-26のとおりで，3段階に分類できる。また，受傷面積は成人では「9の法則」，幼児では「5の法則」（図4-27）を用いて受傷面積を算出する。受傷部位が分散している場合は，受傷者の手掌と全指腹が体表面積の1％に相当することを利用した「手掌法」を用いる。

　熱傷の深度と受傷面積及び受傷部位や合併症から重症度や治療施設を判断するArtzの基準（表4-3）などにより重症度を判断する。

表4-3　Artzの基準

重症熱傷
・Ⅱ度30％以上
・Ⅲ度10％以上
・顔面，手，足のⅢ度熱傷
・気道熱傷の合併
・軟部組織の損傷や骨折の合併
・電撃症
中等度熱傷（一般病院で入院加療を要するもの）
・Ⅱ度15～30％
・Ⅲ度10％以下
軽傷熱傷（外来で致傷可能なもの）
・Ⅱ度15％以下
・Ⅲ度2％以下

＜観察のポイント＞

①受傷部位および面積と深度の観察が重要である。

②バイタルサインの観察を同時に行う。

③合併症の有無を観察する。

④受傷原因の把握に努める。

⑤顔面への煤の付着や焦げた鼻毛は気道熱傷の可能性があり，気道の浮腫による窒息の危険性が高いため，緊急を要する。

＜応急手当の手順＞

①直ちに水道水の流水下で受傷部位を冷却する。薬品による化学熱傷の場合は，多量の水で薬品を洗い流す。

②時計やアクセサリー等，金属で熱を含むものを除去する。

③必要があれば心肺蘇生法や合併症への応急手当を行う。

④必要な場合は救急車を要請する。

⑤冷却時間の目安は15～20分程度で，冷却を中止しても痛みが軽減するまで継続する。

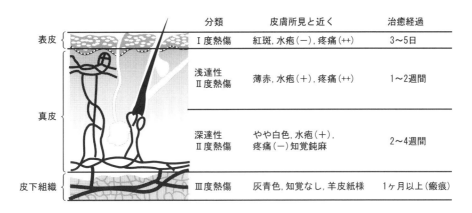

	分類	皮膚所見と近く	治癒経過
表皮	Ⅰ度熱傷	紅斑, 水疱(一), 疼痛(++)	3～5日
真皮	浅達性Ⅱ度熱傷	薄赤, 水疱(＋), 疼痛(++)	1～2週間
	深達性Ⅱ度熱傷	やや白色, 水疱(＋), 疼痛(一)知覚鈍麻	2～4週間
皮下組織	Ⅲ度熱傷	灰青色, 知覚なし, 羊皮紙様	1ヶ月以上(瘢痕)

図4-26　皮膚の断面と熱傷の深度

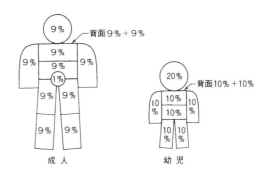

図4-27　熱傷９の法則，５の法則

〔出典：日本赤十字社編（1994）救急法講習教本，日赤出版普及会，p.73〕

＜留意点＞

①水疱が破れると感染を起こしやすくなるため，注意深く手当を行う。

②衣類が皮膚に接着している場合は，無理に剥がさない。

③受傷部位の冷却による低体温をきたさないために，乳幼児や高齢者は全身の保温を図る。

④顔面，気道，陰部，肛門，関節等の熱傷は重篤と判断し，必ず医療機関に搬送する。

⑤軟膏や民間療法的な物質は，医療機関での診断や治療の妨げとなるため使用しない。

13　凍傷

　冬期の登山や海難事故，冷凍室での事故等で身体組織の一部または全身が極度の寒冷

にさらされ続けられた場合に，皮膚・皮下組織，さらには筋肉や骨までもが傷害されるのが凍傷である。

　人間の身体は0℃以下になると，身体の中枢の体温を逃さないようにするため，血管収縮が始まる。血行障害が長く続くとやがてその部位が凍ってしまい凍傷が起こる。場合によっては生命にかかわる場合（凍死）もある。

　発生しやすいのは心臓から遠く，身体の末梢部で，外気にさらされやすい場所，つまり耳や鼻，手足（四肢）の指などの末端に起こりやすい。手よりは足のほうに多い傾向がある。

　通常，凍傷症状は凍傷が及んだ深度により，4段階に分類される（表4-4）。

表4-4　凍傷の分類

分類	深度	症　　　　　状
表在性凍傷	Ⅰ度	発赤，腫脹（俗にいうしもやけ），（真皮のみの傷害）
	Ⅱ度	浮腫，水疱形成，（真皮までの傷害）
深在性凍傷	Ⅲ度	皮膚組織が壊死に陥る。壊死，潰瘍
	Ⅳ度	骨までの壊死。指先などが脱落する

＜観察のポイント＞

①バイタルサインや全身状態の観察。

②凍傷部位や深さによる症状の観察

＜応急手当の手順＞

①呼吸停止を起こしている場合は直ちに人工呼吸を行う。

②凍傷を起こした原因を取り除き，暖かい場所に搬送する。

③暖かい部屋でなるべく早く加温する。

・温める方法は，軽度であれば毛布などで包むだけでも良いが，基本的には37から38℃くらいのぬるま湯をかけ流し続けるか，ぬるま湯につけ体温の回復を待つ。つけたままにしておくと痛みを覚える場合があるので，5秒くらい浸けたら3～4秒出して再度つける方法を繰り返すとよい。その場合よく水分を拭き取ることが大切である。

・ぬるま湯がない場合は凍傷を起こしていない人の温かい皮膚を患部に接触させて温めるとよい。

④温かい飲み物や食事を与える。

⑤全身を保温する。

⑥皮膚が黒く変色していると，皮膚が壊死（えし）に陥っている危険性があるので，医療機関に救急搬送する。

＜留意点＞

①急激な体温上昇は末梢血管を拡張するため，虚脱状態やショック状態におちいる場合があるので，急激に患部を温めないようにする。

②温める過程で激しい痛みや疼きを訴える場合があるが，皮膚組織が損傷を起こしているので，決して患部をマッサージしたり，叩いたりして刺激を与えてはいけない。

③医療機関へ搬送する場合や他の場所へ移動する時に，患部を再度冷やしてしまわないよう十分に患部と全身を保護する。

こんなときどうする③　　雨に濡れた体操服のまま活動

　某年９月上旬，某県立高校の体育祭で，午前中から雨が降り始め，本降りになった。連日の最高気温は30℃以上を超す中，当日の正午の気温は21.9℃だったという。学校はテントや氷水を用意し熱中症対策をし，さらに雨と気温低下に備えて冬用ジャージや着替えの準備を生徒達に指示していた。

　女子生徒達は，ダンスで素足のままグラウンドに寝そべり，泥にまみれてずぶ濡れになった。生徒達30数名が寒さと気分不良，緊張感から過呼吸になり，症状は連鎖しパニックのような状態になった。救急搬送し，全員の症状は落ち着き帰宅した。

　体育祭中に着替える時間はなく，生徒たちは濡れた体操服のまま約２時間過ごした。気温が20℃で衣服が濡れて保温できなければ，20℃の水に浸かっているのと同様だという教訓である。

〔朝日新聞　2018年10月３日付を基に再構成〕

14　電撃傷

　身体に電気が伝わり，何らかの反応を示す現象を一般的に感電といい，電撃又は電気ショックとも呼ばれる。要因として電気設備や電気製品の不適切な使用，電気工事中の

ミス，漏電や自然災害の落雷などがある。

　強い電流が流れると，身体の内部にひどい熱傷を負うため，表面に見られる生体損傷が小さくても，時間と共に深くなり広がっていくこともあるので，見た目よりも重症であることが多いのが特徴である。

＜観察のポイント＞

①電流の入出部の皮膚は3度熱傷となった熱傷創が生じる。また身体に通電すると発生するジュール熱による特有な電流斑（電撃潰瘍）が生じるので観察が必要である。

②バイタルサインの観察

　局所損傷が軽度でも心室細動や呼吸停止を起こしやすい。頭部に感電を受けていれば意識障害も出現する（心臓や脳に通電した場合即死となりやすい）。

③電圧の種類，流電，通電時間や通電部位，皮膚の乾湿状態等によって損傷の程度が違う。また表面の損傷の範囲だけで判断できない熱傷であるため身体観察を十分に行う。

④血管や皮膚の損傷を起こしている場合は大出血を起こしやすいので観察が必要である。

＜応急手当の手順＞

①二次感電に注意し，流電を遮断する（図4-28）。身体に電線がある場合は，電流を通しにくいゴムの手袋やゴムの靴を履き，乾いた木などで取り除いてから手当てを行う（図4-29）。

②負傷者を電線や電気製品からはなし，（その時に救助者も感電しないように気をつける），適切な場所などに移して安全を確保する。呼吸や脈拍，意識の有無を観察しながら必要ならば急いで心肺蘇生を実施すると同時に，救急車を要請し速やかに医療機関に搬送する。

③電撃傷は清潔なガーゼ，包帯等で保護する。

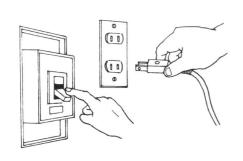

図4-28　電撃時の場合

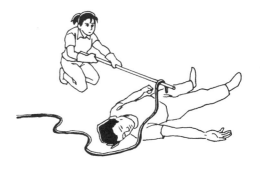

図4-29　電撃時の場合

＜留意点＞

①電撃傷の場合，通常の熱傷との違いは，損傷の大部分がジュール熱により生体内部から発生する熱によって起こる点である。電撃ショック後の心室細動による心停止，呼吸筋の麻痺と呼吸中枢の障害による呼吸停止がおこる。また頭部，頸部，胸腹部に合併損傷を起こす場合があるので注意する。

②感電に遭遇した時，電流によって全身の筋肉が麻痺し，呼吸や心臓が停止してしまうことがある。感電した時に発生した熱や感電の場合，家庭用電流でも心肺停止など生命にかかわるケースがある。その場合，室内であればブレーカーを落とす，電源コンセントを抜くなどの処置を行う。

③屋外であれば負傷者の周囲にある電線などを，電気を通さない乾いた木の棒などを使って避けるなどして，救助者が感電しないように細心の注意を払う。

④落雷の場合，危険がないことを確かめてから，救助に向かう。

⑤損傷の程度が小さくても難治性で入院加療が必要な場合がある。

⑥通電によって熱傷を負ったり，感電後に転倒して打撲するなど外傷が生じることもあるので，全身の観察が必要である。

⑦損傷の数日後，血栓や出血を引き起こすこともあるので全身状態の観察を忘れてはいけない。

コラム⑨　落雷に遭わないために

　雷鳴に気が付いたら，まだ遠いから大丈夫だろうと油断せず，できるだけ速やかに屋内に引き上げること。移動するときは，背を低くし，金属製品，傘，携帯ラジオ，携帯電話などは身につけないようにする。

　また高い木，電柱，送電塔には落雷しやすいので近づかないようにすること。

　遠足などの校外学習を計画する時は，避難できる安全な建物の有無を確認しておく。

15　溺水

溺水とは，水により気道が閉塞し窒息状態になったものをいう。水が肺に入り，ガス

交換が不能になる湿性溺水と，肺に水が入る前に反射で気道がけいれんして窒息状態となる乾性溺水とがあり，小児は後者が圧倒的に多い。溺水した場所，溺水していた時間，性別，年齢によって生死が左右される。

＜観察のポイント＞

①意識・呼吸・心拍動の有無を観察する。

②海水か淡水かにより，血中の電解質変化があり，呼吸があっても心停止を起こしていることがある。

③水温15℃以下では低体温による脳障害のため意識障害を起こしやすい。

④飛び込みや転落の場合は，頚椎損傷や頭部打撲の可能性があるため，ショック症状や麻痺の状態などの観察を行う。

＜応急手当の手順＞

①発見後ただちに引き上げ，心肺蘇生法を行う。同時に濡れている衣服を取り除き十分に保温する。

②救急車を要請する。

＜留意点＞

長時間の循環停止があっても，根気強く蘇生を継続する。

16　虫刺され・咬傷

　虫刺されや咬傷は，屋外での活動中やペットとして飼育している小動物によるものが多い。一過性にかゆみや発赤を生じても軽症で治癒することが多いが，中にはアナフィラキシーを引き起こしたり，重篤な感染症につながったりする場合があり，適切な判断と応急手当が必要である。ハチによるアナフィラキシーの既往があり，エピペン®が処方されている場合，ハチに刺されたらエピペン®を打ち，医療機関を受診する。

＜観察のポイント＞

①刺されたり咬まれたりした昆虫や動物を特定する。昆虫や爬虫類などは周囲の状況や季節，気温，巣の有無などから，ハチ（スズメバチやアシナガバチ），マダニ，クラゲ，ヘビ，毛虫（イラガやチャドクガなど）等，できる限り原因を特定する。

②局所の発赤，腫脹，咬みあとの特徴を観察する。原因となる昆虫を特定できることがある。

③アナフィラキシーショックなどの重篤な症状の有無を観察する。

＜応急手当の手順＞

①毛虫の場合は周囲に付着した毒針毛をガムテープなどで取り除き，洗い流す。

②ハチの場合，針が残っているものは，根元から毛抜きで抜くか，横に払って落とす。
　ポイズンリムーバーがあれば吸い出す。

③マダニの場合は，あわてて引き離さず，医療機関を受診する。ライム病やツツガムシ病，
　重症熱性血小板減少症候群などの感染する危険性があるためである。

④犬，猫，カメ，ハムスター等の場合は，傷口を洗浄し，医療機関を受診する。

⑤発疹，悪心・嘔吐，呼吸困難など，アナフィラキシーの兆候があれば至急，医療機関
　に搬送する。

第2節　痛みの理解と応急手当

　ここでは，様々な痛みとその応急手当についてまとめてある。国際疼痛学会では「痛み（疼痛）」を「実際に何らかの組織損傷が起こった時，あるいは組織損傷が起こりそうな時，あるいはそのような損傷の際に表現されるような，不快な感覚体験および情動体験」と定義している。

1）痛みの分類

　痛みには次のような分類法がある。

(1) 痛みの程度

　軽いものから耐えがたいものまである。

(2) 痛みの範囲

　1カ所に限定して感じられることもあれば，広い範囲で感じられることもある。

(3) 痛みの種類

　鋭い痛み，鈍い痛み，間欠的な痛みや持続的な痛み，拍動性の痛みや一定した痛み，時間経過と共に，痛む場所が移動する場合や1日の中で変動する痛み，食後に和らいだり，ジャンプすると増強したりする痛みなどがある。

(4) 発症からの時間による分類

①急性の痛み：発症からの時間が3カ月未満

②慢性の痛み：発症からの期間が3カ月以上

(5) 原因による分類

①侵害受容性の痛み：体の組織の損傷によって引き起こされる。痛み（特に急性の痛み）の大半がこれにあてはまる。

②神経障害性の痛み：脳または脊髄（中枢神経系）やそれ以外の神経（末梢神経系）の損傷や機能障害に起因する。

③心理社会的な痛み：痛みの感じられ方や見かけの強度に影響するが，心理的要因から痛みが生じることはまれである。

　このように，痛みは様々であり，要因は単一でない場合もある。また，痛みのある部

位に直接起因しない場合もあるため，適切な応急手当を行うには，このような痛みの分類を理解した上で，ていねいに傷病者に問診し，さまざまな原因を想定する必要がある。問診等に関しては各項目に記してあるので参照されたい。

2）痛みの評価法

　痛みの評価は非常に難しいが，痛みの重症度を評価するため，0（なし）から10（重度）の数字を用いた尺度を使ったり，軽度・中等度・重度・激痛のどれに該当するかを尋ねたりする方法がある。また，3歳以上の小児や例えば脳卒中などによってコミュニケーションが困難な人には，笑い顔，しかめ面，泣き顔など一連の表情が並んでいる絵（図4-30　フェイススケール）を見せて，痛みの程度を示してもらう方法が用いられる。

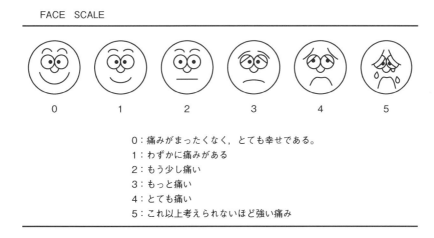

FACE　SCALE

0　　　　1　　　　2　　　　3　　　　4　　　　5

0：痛みがまったくなく，とても幸せである。
1：わずかに痛みがある
2：もう少し痛い
3：もっと痛い
4：とても痛い
5：これ以上考えられないほど強い痛み

図4-30　フェイススケール

1　頭痛

　頭痛は頻度が高く，風邪などのウイルス感染症，耳，のど，眼，歯の疾患に伴う頭痛，嘔吐を伴う片頭痛，起立調節障害（いわゆる自律神経失調）による頭痛，学校欠席が長引く慢性の心因性頭痛がある。

　頭痛の多くは軽症で一過性である。一方，早急な処置や治療が必要な生命にかかわる頭痛は，頭部外傷，出血，脳腫瘍，水頭症などによる頭蓋内圧亢進である。

1）頭痛の発症様式

⑴　頭痛が急性に起こるもの（急性頭痛）

①頭蓋内圧亢進：頭部外傷（第4章第1節9），頭蓋内出血（くも膜下出血，急性硬膜下血腫，急性硬膜外血腫，脳内出血），脳腫瘍，水頭症，脳膿瘍，くも膜囊胞，脳浮腫

②髄膜の炎症：髄膜炎，白血病

③血管性病変：血管炎，動静脈奇形，高血圧，脳血管障害

④頭蓋骨，軟部組織：頭皮，眼，耳，副鼻腔，鼻，歯などから波及する痛み

⑤感染症：全身感染症，脳炎など

⑵　頭痛が慢性に，または繰り返して起こるもの

①片頭痛，緊張型頭痛，群発頭痛，睡眠時無呼吸，脳腫瘍，てんかん，起立性調節障害，心因性

2）慢性頭痛による生活への影響

　慢性頭痛は，不安が強く（不安障害），長期休暇や休日は元気なのに，平日は起床できず登校できず，保健室登校，遅刻，欠席につながることがある。薬が効きにくく頭痛の頻度が増えたり，片頭痛や緊張型頭痛に変わり慢性化することがある。

＜観察のポイント＞

①顔色，表情，意識障害の有無，外傷の有無

②頭痛の発症時期：（最初の）頭痛はいつ頃始まったか，急性か慢性か，痛む場所，痛み方　言葉で痛み方を表現するのは難しいため，表情，叫び声，悲鳴，泣き声，体位，体をかがめてうずくまっているなどの行動にも注目する。

③予兆と前兆の有無，頻度

④随伴症状：悪心・嘔吐，食欲不振，腹痛，鼻水や涙が出るか，立ちくらみ，めまい，けいれん，視力障害，眼球運動障害，四肢や体幹の運動障害

⑤頭痛の増強因子：頭や身体を動かすとひどくなるか，睡眠不足，光や音を不快に感じるか，ストレス，不安，イライラ，肩凝り

⑥既往：頭部打撲の有無，眼科・耳鼻科・歯科疾患の有無

　　自家中毒をよく起こすか／起こしていたか，乗り物酔いしやすいか

⑦頭痛のために普段困っていること

⑧慢性頭痛で，既に鎮痛剤を内服している場合は内服回数

＜応急手当の手順＞

①ベッドに臥床させ保温し休ませる。

②発熱していれば適宜冷却する。

③片頭痛で音や光の刺激で頭痛が増強する時は，暗い静かな部屋で休ませる。

＜留意事項＞

①激しい頭痛，段々増強する頭痛，吐気，嘔吐，38℃以上の発熱，興奮や無気力，行動や人格の変化，慢性頭痛では学業成績の低下を見逃さずに，できれば頭痛の経過を記録して医療機関を受診する。

②片頭痛，緊張型頭痛，群発頭痛の治療は，頭痛の発症を軽減する予防薬と，頭痛の症状を軽減する頓服薬がある。頭痛の誘発因子を避けるには，片頭痛は寝過ぎまたは睡眠不足，不安や精神的緊張を避ける。緊張型頭痛は心身のストレス，長時間同じ姿勢を取り続けることを避け，肩や首の運動で肩凝りや頚部の筋肉の緊張を軽減する。睡眠の枕の高さを調整し頚部の筋肉が引っ張られないようにする。

③友人，先輩とのトラブル，学業成績，塾通いの状況を丁寧に聞き医療機関を受診するよう勧める。長期欠席になった場合，保護者と連絡できる関係を保ち，市町村の教育委員会による適応指導教室（教育支援センター）やフリースクールを紹介し，子どもの居場所を確保する。

コラム⑩ 　小児の片頭痛

1　予兆，前兆がなく突然，片側〜両側，前・側頭部に頭痛が起こる。頭痛の持続時間が短い。成人では予兆として頭痛の１日前から生あくび，集中困難，イライラし，前兆としてチカチカする光が見えたり，ギザギザした歯車のような模様が見える閃輝暗点を伴うことがある。頭痛の持続時間は，１〜数時間と短時間で軽快し，成人の数時間から３日より短い。

2　頭痛は軽く，悪心・嘔吐，腹痛などの症状が強い。

　　ひどい悪心・嘔吐を示す周期性嘔吐症（以前は自家中毒症と呼称）や，腹痛発作を起こす腹部片頭痛のように，繰り返す悪心・嘔吐や腹痛発作が小児の片頭痛の特徴である。片頭痛と周期性嘔吐症は，学校行事や試験が終わってストレスから解放された翌日に，起こりやすい。成長すると，片頭痛に移行することがある。

　　神経伝達物質セロトニンが，片頭痛に関わっていると考えられ，セロトニンの受容体は，小児の脳では未発達で，消化管の粘膜にも存在しているため，腹部症状が強く出現すると考えられている。

3　頭全体が締めつけられる緊張型頭痛のような痛みが出現することがある。成人ではズキズキする拍動性である。

4　頭痛がない時に，長く立っていると立ちくらみを起こしやすい。乗り物酔いしやすい。（清水）

5　片頭痛は約半数の子どもで数年以内に消失する一方，緊張型頭痛に変わることがある。

〔引用・参考文献〕
1）清水　俊彦（2006）ママ，頭が痛いよ！　子どもの頭痛がわかる本，ワンツーマガジン社
2）藤田　光江（2019）わかってほしい！　子ども・思春期の頭痛，南山堂

2　胸痛

　胸痛は胸部の不快感，圧迫感，絞扼感などの総称である。成人と異なり，小児では突然発症し緊急で重症な胸痛は少ない。

1）胸痛の原因

(1)　循環器疾患

　心外膜炎，心筋炎，川崎病，狭心症，心筋梗塞，僧帽弁逸脱

(2)　呼吸器疾患

　肺炎，胸膜炎，縦隔気腫，気管支ぜん息，自然気胸，気管支異物

(3)　消化器疾患

　食道炎，食道異物，胆嚢炎

(4)　筋・骨格疾患

　外傷，肋骨骨折，筋肉痛，肋軟炎，腫瘍，帯状疱疹

(5)　他

　過換気症候群（第4章第3節　コラム⑪参照）

＜観察のポイント＞

①全身状態（顔色，チアノーゼ，冷汗），バイタルサイン，呼吸（多呼吸，過呼吸などの呼吸困難，息切れ），意識レベル，楽な体位（第2章第2節，第5節参照）

②胸痛の部位：前胸部，側胸部，体表の皮膚，胸痛の性状：突然発症し，刺し込む，鋭い，つかまれた，圧迫される・しめつけられる・呼吸ができない程の強い痛みかどうか，腕・肩・首などに痛みが広がっているか（放散痛），胸痛が始まった時に何をしていたか，労作時・安静時：ストレスや不安などの誘因，胸痛の持続時間，胸痛と運動・食事・呼吸との関連

③随伴症状：発熱や咳嗽など

④発疹（水疱）の有無

⑤既往歴：胸痛発作，川崎病，胸部や背部の外傷の有無，狭心症の治療薬ニトログリセリンの有無

＜応急手当の手順＞

①ベッドに寝かせ，楽な姿勢をとる。バイタルサインを反復チェックし，左肩〜上腕の放散痛，チアノーゼ，冷汗，不穏状態などからショック状態だと判断すれば，足側高

位（ショック体位）をとり救急車を要請する。

②狭心症と診断され，常備薬ニトログリセリン舌下錠があれば用いる。

③呼吸困難があれば上半身を挙上し（半座位）起座呼吸させる（第4章第3節11　図4-37
　参照）。持続する呼吸困難があれば，緊急に医療機関へ搬送する。

＜留意事項＞

　胸痛は，急性の強い胸痛から軽症の胸痛まで幅がある。緊急性が高い胸痛は，緊急に
医療機関へ搬送する。強い胸痛は，持続時間が短くても医療機関の受診を勧める。

3　腹痛

　腹痛は消化器系疾患，腎・副腎疾患，尿路系疾患，産婦人科疾患，生殖器疾患でみられる。
急激に発症した腹痛の中で緊急手術を含む迅速な対応を要する腹部疾患を急性腹症とい
う概念で総称する。一方で，精神的不安，過度の緊張から周期的に生じる慢性の腹痛が
ある。

1）腹痛の原因
⑴　急性の腹痛

　便秘，風邪（風邪症候群），感染性胃腸炎，急性胃炎，急性虫垂炎，アレルギー性紫斑病，
周期性嘔吐症，尿路感染症，胆道拡張症，胆石症，膵炎，精巣捻転，卵巣嚢腫茎捻転，
腸閉塞（イレウス）

⑵　慢性の腹痛

　過敏性腸症候群（第4章第3節　コラム⑫参照），便秘，心因性がある。稀な疾患に，胃・
十二指腸潰瘍，クローン病，潰瘍性大腸炎がある。

　急性腹症には，腎・尿路結石，アレルギー性紫斑病，胃潰瘍・十二指腸潰瘍穿孔，急
性膵炎，急性虫垂炎，メッケル憩室炎，腸閉塞，胆石症発作，腹膜炎，子宮外妊娠，卵
巣嚢腫茎捻転，精巣捻転などがある。

2）腹痛の部位により推定される小児〜若年者の疾患（図4-31）
a　胃・十二指腸潰瘍，急性虫垂炎の初期
b　胃・十二指腸潰瘍，胆石

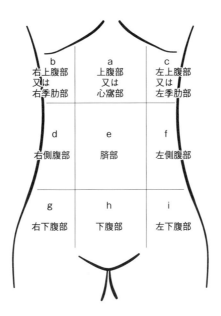

図4-31　腹痛の部位と予想される疾患

〔出典：宮岡久子（2001）7 痛みのある患者の観察 B. 痛み，宮崎知子監／富田幾枝編，看護観察のキーポイントシリーズ　急性・周手術期I, 中央法規出版, p.191（一部改変）〕

c　急性膵炎

d　潰瘍性大腸炎，尿管結石

e　腸閉塞

f　腸閉塞，尿管結石

g　急性虫垂炎

h　子宮外妊娠，卵巣嚢腫茎捻転

i　便秘，潰瘍性大腸炎

腹部全体　急性胃腸炎，アレルギー性紫斑病

＜観察のポイント＞

①緊急性を判断するため，バイタルサイン，意識レベル，チアノーゼと冷汗の有無，腹痛の場所と程度からショック状態かを評価し（第2章第2節参照），観察と問診を開始する。

②腹痛の発症時期：持続時間，腹痛の強さ，段々痛くなるか・軽減しているか，持続して痛いか，腹痛の場所，腹痛の場所が移動しているか，歩行できるか。

③食事や睡眠との関連：食事内容と摂取量，腹痛と食事の関係，睡眠中の腹痛の有無

④嘔吐：吐物の性状

⑤排便との関連：便の性状，下痢か便秘か，いつからか，血便の有無

⑥排尿との関連：尿の回数，量，血尿の有無

⑦女子は月経との関係，妊娠の可能性

⑧既往歴：腹部や背部の打撲の既往，腹部の手術歴

⑨胃腸炎の流行の有無

⑩視診：皮膚の出血斑，発疹の有無

⑪触診：腹部膨満，腹部の手術創，鼠径部や陰嚢の腫脹の有無をみる。

　仰臥位で両膝を屈曲して腹膜刺激症状である圧痛（手指をそろえて腹壁を押すと痛がる）・筋性防御（手指で腹壁を触診すると腹壁筋肉が反射的に緊張亢進し板のように硬くなっている）・反動痛（反跳痛と同義語。手指で腹部を圧迫した時より，むしろ指を急に離すと痛い）の有無をみる。

※腹膜刺激症状とは，細菌感染，出血，外傷などにより壁側腹膜が刺激されていることを意味する。

＜応急手当の手順＞

①楽な体位で腹壁の緊張を軽減し腹痛を和らげ，安静にする。保温する。ショックをきたす場合はショック体位（足側高位　第3章第5節参照）を取らせる。バイタルサインを反復チェックする（第2章第2節参照）。

②悪心・嘔吐があれば，顔を横向きにする。

③飲食させない。

＜留意事項＞

　医療機関へ搬送を依頼する症状：全身衰弱，冷汗，腹痛が激痛のため前屈し立っていられない，排便がなく腹部膨満，発熱，繰り返す嘔吐，胆汁性や血性嘔吐，血便，鼠径部や陰嚢の腫脹，腹膜刺激症状があれば迅速な治療が必要な急性腹症と判断し緊急に医療機関へ搬送する。早急な対応は重症化を防ぐ。

4 歯痛

　小児の歯痛は，齲歯だけではなく，乳歯から永久歯に生え変わるときの痛みや，知覚過敏，歯が折れているなど，さまざまな原因で生じる。

＜観察のポイント＞

①疼痛の部位，程度，持続時間

②疼痛の誘因（冷熱，接触）

③腫脹の状態：部位，大きさ，硬さ，色

④発熱の有無

＜応急手当の手順＞

①うがいをさせる。

②齲歯孔からピンセットで食物片などを取り除く。

③冷罨法を行う。

＜留意事項＞

①上記の処置は応急手当に過ぎないので歯科受診し鎮痛剤の投与，抜髄，感染根菅処置，歯科的処置など適切な治療を受ける。

②疼痛時には入浴，運動など血行がよくなることは，疼痛を増強させるので制限する。

5 耳痛

　小児は水泳に際して耳痛を訴えることが多い。また，中耳炎や外耳炎，感冒罹患や洗髪，耳掃除に際して耳痛を訴えることがある。そのほか種々の炎症時に起こる。

＜観察のポイント＞

①耳痛の程度，性質（放散痛，限局性，持続性など）

②刺激を加えると疼痛が増強するか：耳前部を圧迫，耳介の牽引・咀嚼により痛みが増強する場合は外耳疾患が考えられる。

　ただし，急性中耳炎の場合，耳介の牽引によって耳痛の程度は変化しない。

③発熱の有無

＜応急手当の手順＞

①圧迫や耳介牽引で圧痛があれば耳介部を冷たいタオルなどにより冷罨法を行う。

②滅菌綿棒で耳介を静かに拭き取り経過を観察する。

③耳鼻科へ受診し鎮痛剤，消炎剤などによる治療を受ける。

＜留意事項＞

①小児にとってとくに夜間の耳痛などは苦痛であるため言葉かけを大切にする。

②血行が良くなると疼痛が増強するため，入浴などは避け安静にしておく。

6 咽頭痛

　日常，感冒，扁桃腺炎のときによく起こすが中には感染性のものもある（表4-5）。

表4-5　感染性か否かの鑑別

	通常の咽頭炎	学校において予防すべき感染症に該当する咽頭炎
発生状況	散発的で患者相互に関連性なし	集団的，患者相互に接触因果関係あり
罹患部位	上気道にみられる （咽頭，扁桃またはその周囲）	咽頭炎と発熱以外に著明な症状 麻　　疹（第2種）―発疹，コプリック斑 　　　　　　　　　　　上気道感染症状（カタル症状） 咽頭結膜熱（第2種）―眼症状 ジフテリア（第1種）―犬吠様咳，嘔吐 　　　　　　　　　　偽膜を形成し呼吸困難
全身症状	一般的に軽症ないし中等症	一般的に重症

＜観察のポイント＞

①咽頭痛の部位，程度

②口腔内，咽頭の発赤の有無

③頸部リンパ節の腫脹の有無

④発熱の有無

＜応急手当の手順＞

①口腔内，咽頭を診る。

②うがいをさせる。

③咽頭発赤があれば消毒剤を塗布する。

④発熱のある場合は寝かせ，咽頭部を氷嚢などで冷罨法を行う。

⑤医療機関へ受診し消炎鎮痛剤，解熱剤などの処方を受ける。

⑥感染性の場合は医療機関の指示を受ける。

＜留意事項＞

①感染性か否かを見極める。

②学校において予防すべき感染症に該当する咽頭炎に罹患した児童生徒が，回復して登校するにあたり，主治医または学校医の指示を受ける。

7　腰痛

腰痛は急性腰痛と慢性腰痛に分けられる。

①急性腰痛では，腰椎骨折（第4章第1節4　5）脊椎骨折，6）骨盤骨折参照）が挙げられ，転落や交通事故などの高エネルギー外傷（生命に関わるような重篤な外傷）が原因となることが多い。腰椎骨折では脊髄損傷を伴うことがある。骨盤骨折では，骨盤自体が豊富な血行のため，骨盤部位からの出血に加え，骨盤内臓器や血管の損傷による出血性ショックが起こることがある。また，スポーツ外傷として，体幹の強い捻転動作などによる腰椎捻挫や，強い下肢の運動によって筋の付着部の剥離（下前腸骨棘剥離骨折）が起こることがある。

②慢性腰痛では，日常生活は送ることができるものの，立位や座位姿勢の保持，荷物を持つ，体を前傾する，反らせるといった動作にて痛みが出現し，姿勢の保持，動作が困難となることが多い。積極的にスポーツを実施している小児の場合，腰椎分離症を発症することがある。腰椎分離症は早期に発見治療を行うと治癒可能だが，進行すると腰椎すべり症に移行することがある。早期発見・治療が重要であるため，疑われる場合は医療機関を受診する。

＜観察のポイント＞

(1) 急性腰痛

転落や交通事故などの高エネルギー外傷が原因と考えられる場合は，二次事故に十分注意したうえで，意識の確認，痛みの部位の確認，四肢の動きを確認する。骨折の有無がわからない場合は，骨折があるものとして扱う。脊髄が損傷されている場合は，下肢の動きが弱いか，全くない部位があること，下肢の感覚が鈍麻もしくは，消失していることがある。スポーツ外傷による急性腰痛の場合は受傷機転を確認するとともに，本人が一番楽な姿勢を取らせるようにする。可能であれば，痛みの出現する部位，痛みの程度，痛みが強くなる動きや姿勢を確認する。

⑵　慢性腰痛

　痛みが出現する部位，痛みの程度，いつから痛いのか，痛みが増悪する（軽減する）姿勢，動作を確認する。長時間の座位姿勢にて痛みが出現するような場合には，円背，骨盤の傾斜（後傾）などによる腰椎の椎間板が圧縮されるストレスがないかを確認する。動作時の痛みの場合は，腰椎の前屈，後屈，側屈，回旋のどの動作で痛みが出現するのか確認する（複合した運動方向で痛みが出現することも多い）。腰椎分離症の場合，腰椎の前屈や後屈・側屈・回旋の複合した運動方向で痛みが出現し，スポーツ時の特定の動作で痛みが大きくなることが多い。

<応急手当の手順>

⑴　急性腰痛

　受傷の状況を確認する。本人が一番楽な姿勢を取らせ，安静姿勢を保持させる。高エネルギー外傷が原因と考えられる場合は，骨折や他の組織損傷が考えられ，状況に応じて救急車を呼ぶ。スポーツ外傷の場合は本人が一番楽な姿勢を取らせ，安静姿勢を保持させる。場合によっては冷罨法（アイシング）を行うことも有効である。

⑵　慢性腰痛

　長時間の座位姿勢による痛みの場合，椅子と骨盤の間にクッションやタオルを挿入し，骨盤が後傾しないようにすることで，痛みが軽減することがある。また，動作による痛みの場合，痛みが出現する動作を避けるようにする。市販の腰椎コルセットを利用することで，腰椎の過度な運動を制限することができ，痛みを軽減することができる。場合によっては温罨法を行うことも有効である。患部を温めることによって血流や組織の伸張性などが改善し痛みが軽減する。腰椎分離症の場合，スポーツ活動時の特定の動作で痛みが出現するため，スポーツ活動を一時中止することが必要である。

<留意事項>

⑴　急性腰痛

　スポーツ外傷の場合，安静によって痛みが軽減していくことが多いが，痛みが続くような場合は，腰椎の組織損傷による痛みが考えられ，医療機関を受診することが望まれる。

⑵　慢性腰痛

　腰椎コルセットを使用することで，腰椎の運動制限によって痛みは軽減するが，長期にわたる腰椎コルセットの使用は，腰椎の可動域制限，腰椎周囲の腹筋や背筋の筋力の低下につながることがある。長期にわたる痛みの場合には，医療機関を受診し，必要に

応じて，ストレッチや筋力トレーニングなどのリハビリテーションを実施していくことが望まれる。腰椎分離症の場合は，医師の指示の下，一定期間の腰椎コルセットの着用，スポーツ活動を一時中止することが必要であり，スポーツ活動の再開は医師の指示に従う。

8　筋肉痛

　筋肉痛は，スポーツなどの活動中に発生する肉離れ，スポーツ活動後におこる筋肉の痛み（遅発性筋痛）の2つに分けられる。肉離れは，スポーツなどの活動中に，筋肉の強い収縮，急激な筋肉の伸張，強い接触などによる打撲にて，筋組織（筋線維，筋膜など）の一部が断裂することによって起こる。受傷時は鋭い痛みを生じ，炎症所見（発赤，熱感，腫脹，痛み）が認められる。皮下出血が認められる場合もある。遅発性筋痛は，スポーツ活動直後ではなく，数時間後から3日後に起こる筋肉の痛みである。

＜観察のポイント＞

(1)　肉離れ

　痛みが出現している部位の炎症所見（発赤，熱感，腫脹，痛み）の有無を確認する。

(2)　遅発性筋痛

　痛みの出現している部位，痛みの出現する動作を確認する。遅発性筋痛では，筋肉を伸ばす（ストレッチ）と痛みが出現することが多い。

＜応急手当の手順＞

(1)　肉離れ

①活動を止め，RICE処置を実施する（第3章第3節　コラム②を参照）。

②筋肉の収縮や伸張による痛みを最小限にするために，テーピングや弾性包帯などを用いて患部を圧迫する。

③下肢の筋肉の損傷で歩行が困難な場合は，松葉杖を使用する。

(2)　遅発性筋痛

　通常の日常生活を送ることで痛みが軽減していくことが多い。筋肉の血流をよくするために筋肉を温める（入浴など），軽い運動をすることで，痛みの改善を早めることができる。

<留意事項>

(1) **肉離れ**

　応急処置としてのRICE処置を実施するとともに，医療機関（整形外科）を受診することが望まれる。

(2) **遅発性筋痛**

　数日すると痛みが消失することが多いが，痛みが継続する場合には，医療機関（整形外科）を受診することが望まれる。

9 関節痛

　急性の関節痛の原因として，脱臼，靭帯損傷，関節軟骨損傷などが挙げられる。脱臼は，関節が生理学的可動域を超えて運動が強制された場合に発生する。転倒時に手をついた時には，肩関節，肘関節，手関節の脱臼が多い。高所からの転落，交通事故などの時には，肩，肘，手関節の他，股関節，膝関節，足関節の脱臼も起こる。靭帯損傷は，スポーツ活動時の足関節，膝関節の靭帯損傷が多いが，日常生活における歩行や段差昇降時の足関節内反による靭帯損傷も多い。

　慢性的な関節の痛みとして，中高年や高齢者に多い関節の軟骨の変性や関節の変形などによる変形性関節症による痛みが挙げられる。これは，股関節や膝関節などの荷重関節に多く，長年にわたって荷重ストレスがかかることによって，軟骨が変性する。ひどくなると関節の変形が起こる。気温や気圧などの気候の変動によって痛みが強くなることもある。また，小児において慢性的な関節炎の症状を呈する疾患として，小児リウマチ性疾患（若年性特発性関節炎），全身性エリテマトーデス，アレルギー性紫斑病，リウマチ熱，皮膚筋炎などがある。

　積極的にスポーツを実施している小児は，活動量が多くなることによる以下のようなスポーツ外傷・障害を発症する。小児は大人とは違い，身体の発育発達期であることに十分に配慮する必要がある。急性および慢性の関節痛は以下の通りである。

(1) **急性の関節痛**

　急性の関節痛は，組織の破断強度を超える大きな力学的ストレスが関節に加わったときに発生する。疾患として，肩関節痛（肩関節脱臼），肘関節痛（肘関節脱臼），足関節痛（足関節靭帯損傷）がある。

⑵　**慢性の関節痛**

　慢性の関節痛は，組織の破断強度以下の力学的ストレスが長時間，あるいは断続的に加わることで組織の強度を低下させて損傷に至る。疾患としては，投球障害肩，野球肘，テニス肘（上腕骨外側上顆炎），オスグッドシュラッター病がある。

＜観察のポイント＞

⑴　**急性の関節痛**

　受傷時は，炎症所見（発赤，熱感，腫脹，痛み）を確認する。炎症反応によって，安静時痛が認められ，関節を動かすことが困難となることが多い。痛みの部位，いつ，どんな状況で受傷してしまったのか（受傷機転）を確認することで，関節にどのような負荷（ストレス）がかかってしまったのか，を予測できる。

⑵　**慢性の関節痛**

　安静時の痛みの有無，関節を動かしたときや動作時の痛みの有無，関節の炎症所見の有無を確認する。痛みの部位，いつから痛いのか，どんな動き・動作で痛みが出現するのか，について問診する。気候などの環境の変化による痛みの増悪についても問診にて確認する。

　小児における慢性的な関節炎が疑われる場合は，関節が痛いのは１つの関節か複数の関節か，関節や関節周囲の腫脹，関節のこわばり，朝夕で痛みに差があるか，筋肉の痛みの有無，症状が急に現れたか続いているか，発熱の有無を確認する。

＜応急手当の手順＞

⑴　**急性の関節痛**

①活動を止め，RICE処置を実施する（第３章第３節　コラム②を参照）。

②関節を固定すると痛みが軽減することが多く，テーピングや弾性包帯，三角巾等で固定する。

③下肢の関節の損傷で歩行が困難な場合は，松葉杖を使用する。

⑵　**慢性の関節痛**

　痛みが強い場合は，弾性包帯やサポーターを使って患部を保護することによって，痛みが軽減することが多い。また，慢性的な痛みによって，関節周囲の筋肉の伸張性の低下や関節周囲の筋力の低下が起こり，さらに関節にストレスがかかりやすい状況になることが多い。関節周囲の筋肉の柔軟性を高めるストレッチや筋肉のトレーニングをすることによって関節運動が楽になり，痛みが軽減することがある。運動直後の痛みであれば冷罨法（アイシング），日常生活上の痛みであれば温罨法を行うことも有効である。

＜留意事項＞

(1) **急性の関節痛**

応急処置としてのRICE処置を実施するとともに，医療機関を受診することが望まれる。

(2) **慢性の関節痛**

痛みが継続する場合には，医療機関を受診することが望まれる。

第3節　症状の理解と応急手当

　痛み以外にも，人体には外的，内的な要因により，様々な症状が起こりうる。症状には，けいれんや呼吸困難，ショック，下痢などのようにある程度客観的に判断できる症状と，悪心や倦怠感，めまいなどのように，本人の主観的な訴えのみの場合がある。また，体温や脈拍，血圧，動脈血酸素飽和度，血糖値などのように，簡易な測定器具を用いて時間経過と共に数値化して評価できる訴えがある。

　どのような症状であっても，的確な応急手当を行うためには，その症状を呈する種々の疾患に関する知識が不可欠である。

　第3節では痛み以外の様々な症状について，なぜその症状が起こるのか，またその症状に対してどのような応急手当が必要かについてまとめた。

1　ショック

　精神的なショックをいうのではなく，何らかの原因により体内の血液循環量が急激に減少し，その結果生じた低酸素症をいう。対応が遅れると命を失う場合がある（第2章第2節参照）。

＜観察のポイント＞

　全身蒼白，四肢冷感，冷汗，血圧低下（最高血圧100mmHg，最低血圧60mmHg以下），頻脈（100/分以上），意識障害など

＜応急手当の手順＞

①仰臥位にして両足を高く上げ，脳に十分な血液が循環するようにする。毛布を掛けるなどして保温するのは良いが，頭を低く保つために枕はしない（図4-32）。

②意識を消失している場合は，側臥位にして気道を確保する。

③外傷による大出血や心臓疾患によるショック症状，あるいは改善しないショック症状の場合は速やかに救急車を呼ぶ。

＜留意事項＞

　原因が明らかな場合は，その原因に対する処置を行う。

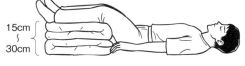

図4-32　ショック時の体位

15cm～30cm

2 呼吸困難

　呼吸困難とは「息苦しい」,「呼吸ができない」など,呼吸に関して不快や苦痛を自覚し,呼吸するために努力しなければならない状態をいう。他覚的に呼吸が苦しい状態と判断される場合も含む。

　呼吸困難は肺や気道の異常や,心不全,貧血などにより酸素の供給が不足する場合に起こることが多いが,過換気症候群のように酸素が過剰に供給された場合でも呼吸困難を訴えることがある。

＜観察のポイント＞

①呼吸の状態（呼気と吸気の深さ,早さ,リズム,雑音,努力呼吸など）を観察する。

②随伴症状として,意識レベルの低下,胸痛,胸部圧迫感,発熱,咳や痰,動悸などの有無と程度を観察する。

③パルスオキシメータを用いて動脈血酸素飽和度（SpO_2）を測定する。

④呼吸困難が生じた状況を把握する。

＜応急手当の手順＞

①上半身を30〜40度挙上したり,起座位にしたりすることで,呼吸がしやすい体位にする。

②背部のマッサージや言葉かけにより苦痛や不安を緩和する。

③呼吸回数が多い場合は,過呼吸状態に陥っていることを想定して,ゆっくりと呼吸させる。

コラム⑪　過換気症候群とペーパーバッグ法

　過換気症候群は過呼吸症候群とも表現され,従来,応急手当として紙袋を口に当てて呼吸させる方法が奨励されていた。空気中の酸素濃度は通常約21%,呼気中では約16〜18%に低下するため,自分の呼気を吸わせることで,酸素の供給を減らし,血液中の炭酸ガス濃度を上昇させる方法である。しかし,呼吸を繰り返すうちに紙袋内の酸素が急激に減少し,血液中の酸素濃度が低くなりすぎたり,炭酸ガス濃度が過度に上昇したりする危険性があることから,現在では使わない方が良いとされている。静かな環境で声をかけて落ち着かせ,ゆっくりと呼吸させる方法で対応する。

3　発熱

　体温は，熱の産生と放散のバランスで決まる。感染症などの原因により，正常より高い温度レベル（セットポイント）で熱の産生と放散が行われることを発熱という。一般的に37.5℃以上，または平熱より1℃以上上昇する状態を発熱としている。幼児は感染症にかかりやすいことと，体温調節機能が未熟なために発熱しやすい。

＜観察のポイント＞

(1)　発熱の特徴

　1時間おきに検温して記録する。セットポイントまで体温が上昇している間は寒気を訴え，震える。やがてセットポイントに到達すると，一変して暑さを訴えるようになる。

(2)　随伴症状

　風邪症状（咳・鼻水・くしゃみ・のどの痛みなど），消化器症状（嘔吐・下痢・食欲・哺乳量など），皮膚症状（発疹・水疱），リンパ腺の腫れなど。

　脱水症状（のどの渇き・皮膚の乾燥と緊張低下・倦怠感・尿量），けいれん，痛み，外傷など。

＊低年齢児は，啼き方や機嫌の良し悪しを観察する。

(3)　感染症の流行状況

　地域で流行している感染症や家族の同じ症状の有無を把握する。

＜応急手当の手順＞

①涼しい環境にする。室温を少し下げ，衣類を薄着にし，寝具の掛物を薄くするなどして調節する。ただし，悪寒戦慄の症状がある間は掛物などで温かくする。

②安静にする。子どもの場合でじっとしていない場合，神経質になり過ぎず激しい運動が避けられるよう静かな遊びに誘うとよい。

③氷枕や氷嚢などで体を冷やす。効果的な解熱のため，比較的浅いところに太い動脈が走っている総頸動脈（首筋）・腋下動脈（わきの下）・大腿動脈（足の付け根）に氷嚢をあてる（図4-33）。

④こまめに水分補給をする。発汗で失った水分や電解質を補給するためには，電解質飲料や麦茶が望ましいが，水や白湯などでもよい。スポーツドリンク

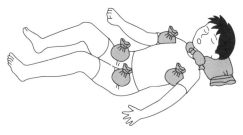

図4-33　発熱時の手当

では糖分が多いため，適切とはいえない。

⑤濡れた衣類は素早く更衣させる。いったん汗で濡れてしまうと，それ以上汗を吸わないし，時間が経つと冷えて寒気を誘う場合がある。

＜留意事項＞

体温が高いのに温めると，ますます体温を上げてしまうのではないかと心配になるかもしれないが，保温と発熱は無関係である。大切なのは，体温が上がりきってから効果的に冷やすことである。また，市販されている額に貼る冷却シートでは解熱効果は期待できないので，前頁の①③④を中心にした対応をする。

4 けいれん・てんかん

様々な原因で神経細胞が異常興奮をおこし，急に生じる筋肉の不随意な収縮をけいれんという。小児は過剰に興奮している神経細胞を抑える働きが未熟なため，成人に比べてけいれんをおこしやすい。小児のけいれんの原因は，幼児期の発熱に伴う熱性けいれんや，てんかん，低血糖，脳炎などの中枢神経感染症，脳腫瘍などである。

てんかんは早期診断による適切な治療により治癒も見込めるので，医療機関を受診することが重要である。

＜観察のポイント＞

(1) けいれんの継続時間

時計がなければ口で1，2，3と数えてもよい。

(2) けいれんのパターン

①全身か部分か（ピーン，グーッ，ピクピク，ガクンガクンなど）

②意識の有無

③顔色（紅潮・蒼白・チアノーゼ）

④眼球の向き（上向き・外向きなど）

(3) 随伴症状

嘔吐，発熱，脱水，低血糖など

＜応急手当の手順＞

①周囲の安全を確認し，危険なもの（ガラスや先端が鋭利な物）があれば除去しておく。

②基本的には押さえつけたり羽交い絞めにしたりせず，けいれんがおさまるまで見守る。

意識がない場合や口に唾液がたまっている場合，可能であれば顔を横に向けて気道を

| 症状 | 対応及び留意点 |

<table>
<tr><td></td><td colspan="2" align="center">症状</td><td align="center">対応及び留意点</td></tr>
</table>

約10秒〜
20秒間

突然身体と手足が硬直し突っ張って倒れる
（叫ぶことがある）

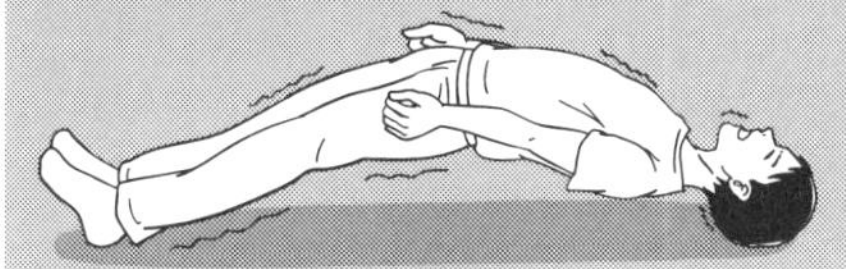

・安全を確保する。
・応援を呼ぶ。
・初めての場合や倒れた際に外傷がある
　場合は救急車を要請する。

約1〜
2分間

手足がガクガクとけいれんする
（泡をふいたり失禁したりすることがある）

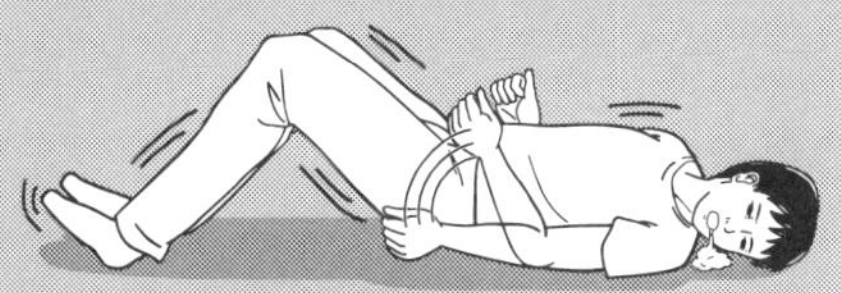

・呼吸状態やけいれんの状態を観察し，
　必要時には気道を確保する。
・危険物を遠ざけ，頭部を保護する。
・けいれんが起きた時刻を確認し，継続
　時間を測る。
・大声をかけたりからだをゆすったり
　無理にけいれんを止めようとしない。
・失禁や流涎，泡をふくことがあるため
　プライバシーを保護する。

数十分〜
数時間

けいれんが止まりもうろうとしたり傾眠
状態になる

・けがの有無を観察する。
・バイタルサインを測定する。
・けいれんを覚えていないことが多い
　ため，急に立ち歩かないようにしばらく
　一人にしない。
・無理に起こさない。

回復

※けいれんが10分以上止まらなかったり，繰り返し起こる場合は救急車を要請する

図4-34　全般強直間代発作の症状と対応

確保する。

③通常のけいれんは数分以内におさまるが，10分以上続く場合や何度も繰り返す場合は，
　速やかに救急車を呼ぶ。10分以上けいれんが続く場合，本人用の頓服薬，坐薬があれ
　ば用いる＊。それでもけいれんが続く場合や，けいれんを何度も繰り返す場合は，救

急搬送する。

④発作後は，部屋を暗くして休養する。本人にけいれんの記憶がない場合もあるので，精神的な配慮をする。

＜留意事項＞

　保育室や教室などでけいれんがおこった場合は，他の教員に協力を得て幼児や児童生徒を速やかに別室に移動するなど配慮する。

＊平成28年２月29日文部科学省より「学校におけるてんかん発作時の坐薬挿入について」の事務連絡において，児童生徒がてんかんによるひきつけを起こし，生命が危険な状態等である場合に，次の４条件を満たす場合には，現場に居合わせた教職員が，坐薬を自ら挿入できない本人に代わって挿入することを認めている。
　①児童生徒，保護者が医師からその必要性と留意事項について書面で事前に指示を受けていること。
　②児童生徒，保護者から学校に具体的に依頼していること。
　③教職員は，本人確認，留意事項の遵守，手袋装着に留意して挿入すること。
　④保護者及び教職員は，坐薬を使用後，本人を必ず医療機関で受診させること。

5　立ちくらみ・めまい

　立ちくらみやめまいは，貧血や自律神経調節機能の低下により，起立時などに脳の循環血液量が減少することで起こることが多い。他にも内耳や中枢神経に原因があるもの，更年期障害の症状やストレスによって生じるもの，起立性調節障害により生じるものなどがある。

＜観察のポイント＞

①脈拍と血圧を中心としたバイタルサインの観察。

②顔面蒼白，悪心・嘔吐，冷汗，悪寒などの症状の有無と程度。

＜応急手当の手順＞

①衣服をゆるめ，足を挙上して安静に休ませる。

②吐き気がある場合は顔を横に向け誤嚥を防ぐ。

③全身の保温を図る。

④転倒した場合は外傷への応急手当を行う。

＜留意事項＞

①原因によって対応方法が異なるため，頻回に起こったり，継続したりする場合は医療機関を受診する。

②起立性調節障害は思春期に好発する自律神経機能不全の一つで，朝起き不良や倦怠感，動悸，頭痛などの症状を伴う。たちくらみやめまいの症状が起こった際の応急処置に

加え，学校，医療機関，家庭が連携して薬物療法や心理療法，環境調整等を行うことが重要である。

6 悪心・嘔吐

悪心とは嘔吐に先がけて咽頭から胃部にかけて生ずる特有の不快感を言い，嘔吐とは胃内容物を食道・口腔を通じて排出する現象を言う。原因は様々で，中枢性のものと反射性のものに分類できる（表4-6）。悪心・嘔吐の原因疾患は多種にわたり，軽症のものから生命の危険がある重篤なものまで含まれる。

表4-6　嘔吐の分類

刺激部位		原因
中枢性	嘔吐中枢への直接刺激	片頭痛，脳出血，脳梗塞，髄膜炎など
	大脳皮質を介する嘔吐中枢刺激	精神的刺激（不快な臭気・音・光景，恐怖，嫌悪，不安，ストレス，過緊張など）
	化学刺激受容体を介する嘔吐中枢刺激	メニエール病，内耳炎，乗り物酔い，薬物反応，細菌性毒素，酸素欠乏，アルコール反応など
反射性	舌咽神経の刺激	咽頭部への刺激
	胃腸刺激	胃炎，胃潰瘍，虫垂炎など
	腹膜刺激	腹膜炎，虫垂炎，膵炎，胆のう炎，子宮付属器炎など
	心疾患	心筋梗塞，狭心症，うっ血性心不全

＜観察のポイント＞
①バイタルサイン（意識，呼吸，脈拍）の観察を行う。
②吐物による気道閉塞がないか確認する。
③吐物の性状（血液，異物の混入や消化の状態など）を観察する。
④嘔吐の頻度と経過を観察しておく。
⑤随伴症状（頭痛，発熱，腹痛，下痢）の有無と経過を観察する。
＜応急手当の手順＞
①意識レベルが低下している場合は気道を確保する。顔を横に向け，吐物による気道閉塞を避ける。

②意識が正常な場合は安楽な体位とする。嘔吐を促進させるときには左側臥位にする。

③不安と苦痛の緩和につとめる。背部をマッサージすることで筋収縮の緩和を図る。

④意識が正常な場合には嘔吐の合間に冷たい水で含嗽し，清涼感を与える。

⑤必要に応じて少量の電解質飲料を飲ませ，脱水を予防する。

＜留意点＞

①小児や発熱，下痢を伴う場合は，特に脱水の予防と早期発見につとめる。

7 倦怠感

　倦怠感とは「だるい」「しんどい」「疲れた」などという様々な言葉で表現される「全身がだるい感じ」を指す。言葉で表現できない乳幼児ではなんとなく元気がなかったり，ぐずったりすることで訴える場合がある。

　倦怠感は様々な原因によって引き起こされる非特異的症状であり，発熱や過剰な運動，過度な労働などにより一過性に生じるものから，肝炎や貧血，悪性腫瘍などの身体的器質的疾患が原因となるもの，うつ病やうつ状態のように精神・心理的原因により生じる場合がある。また，夜更かしによる睡眠不足や不規則な生活習慣により，倦怠感が持続することも少なくない。

＜観察のポイント＞

①バイタルサインは倦怠感の程度や原因を把握するために重要である。

②顔色，表情，姿勢，声色，皮膚，粘膜の状態等，全身の様子を観察する。

③麻痺や脱力と区別する

＜応急手当の手順＞

①観察をしながら経過や他の症状を問診する。

②必要に応じて休養や医療機関の受診をすすめる。

8 発疹・湿疹

　目で見て，手で触れられる皮膚の病変（色調の変化，隆起など）を発疹または皮疹と言う。発疹を伴う主要疾患とその特徴は表4-7の通りである。

＜観察のポイント＞

①発疹の出現からの経過を観察する。

②発疹以外の発熱，咳，倦怠感などの症状を観察する。

③発疹が出現した状況を把握する。

＜応急手当の手順＞

①かゆみがある場合には冷却する。

②感染症の症状として発疹が出現している場合は，感染症への対応を行う。

　発疹に対し，湿疹は，外的な刺激により起こる炎症反応，いわゆる皮膚炎を指し，皮膚表面に水疱や丘疹，膿疱などを生じる。アトピー性皮膚炎や接触性皮膚炎（かぶれ），あせもなどが代表的である。応急手当としては，清潔にして乾燥を避け，必要に応じて医療機関の受診をすすめる。

表4-7　発疹を伴う主要疾患の種類

疾患	発疹の特徴	発疹の部位	備考
麻疹 （麻疹ウイルス）	丘疹，一部融合	耳の後ろ，頸部から顔，胴，全身に広がる	発熱と頬内側に白斑（コプリック斑）を生じる
風疹（風疹ウイルス）	細かい赤色	顔，胴，手足	かゆみがある
水痘（水痘帯状疱疹ウイルス）	紅斑から水疱になり痂皮化	胴から全身，頭皮や顔面，粘膜にも生じる	
手足口病（エンテロウイルス，コクサッキーウイルス）	発疹と水疱	口腔内，手，足	口腔粘膜には小水疱か潰瘍
伝染性紅斑（リンゴ病）（ヒトパルボウイルスB19）	鮮紅色の丘疹	顔（特に両頬部），手足，臀部，左右対称性に出現	
突発性発疹（ヒトヘルペスウイルス）	ピンク色または紅色の丘疹	胴から上肢，頬部	39℃以上の熱が3〜4日続いた後解熱後に出現
川崎病	赤い発疹	全身	38℃以上の発熱が5日以上継続し，両目の充血やリンパ腫脹が生じる

9 中毒

　中毒とは，体内に吸収された薬物，毒物，毒素などにより生体の組織や機能が障害された結果，多くの症状が出現した状態をいう。一般的な手当ては，①体内に吸収される前に取り除く，②吸収された毒物を体外へ排出する，③全身管理をする，の3点である。

1）ガス中毒

⑴　一酸化炭素中毒

　一酸化炭素は赤血球のヘモグロビンに対する結合力が酸素より強いため，血中酸素量が減少し，組織の代謝が営めなくなった状態を言う。家庭の灯油ストーブや練炭等の不完全燃焼によって起こることが多い。

　初期症状として，頭痛，吐き気，嘔吐，めまい，心悸亢進，顔面特に頬部の紅潮，発汗の有無などが起こり，症状が進行すると意識があっても四肢の麻痺が起こる。筋肉の不随意運動やけいれん等が出現すると，心筋の障害から呼吸停止，心停止に至る。

＜観察のポイント＞

　初期症状の有無に加え，意識レベルと呼吸状態を中心としたバイタルサインの観察を行う。

＜応急手当の手順＞

①一酸化炭素の発生源を取り除き，搬出あるいは換気により，新鮮な空気を取り入れる。

②必要に応じて心肺蘇生法を実施し，毛布等で全身を保温する。

③救急車を要請する。

＜留意点＞

　救助者の安全を確保した上で救助活動および応急手当を行う。

⑵　その他のガス中毒

　一酸化炭素以外に，家庭用洗剤の混和により化学反応をおこし発生する塩素ガス，硫化水素，火山から噴出する亜硫酸ガスなどの中毒がある。応急手当の手順は一酸化炭素中毒に準じるが，毒性の強いものがあるため，救助者の安全を確保することが救助や応急手当の前提条件となる。

2）薬物による中毒

　睡眠剤などは中枢神経系に抑制作用が働く。使用量が常用量から逸脱して多かったり，

アルコールと併用したりすると，瞳孔散大，対光反射消失などがおこり，昏睡状態，呼吸抑制，血圧低下をきたし，死亡することがある。薬剤の種類，量，服用方法や個人の感受性の差異によって重症度や手当てが異なる。

＜観察のポイント＞

①神経抑制作用による意識障害や精神錯乱，知覚麻痺，もうろう状態などの症状を呈するため，本人の主訴に頼らず観察を行う。

②バイタルサインの観察と同時に周囲の状況を把握する。

＜応急手当の手順＞

①胃の内容物を吐かせる。意識障害がなければ水を飲ませたうえで咽頭部を刺激し，吐かせる。

②呼吸，脈拍を中心としたバイタルサインの観察を行う。

③興奮はけいれんによる転倒，外傷を予防する。

④意識障害や呼吸抑制があれば気道を確保し，保温を図る。

⑤救急車を要請する。

＜留意点＞

　薬品の残りや容器があれば医療機関に持参する。

3）家庭用品による中毒

　家庭用品による中毒の発生は17,601件（2018年（財）日本中毒情報センター受診件数）で，そのうちの約8割が5歳以下で，誤飲が主な原因であった。5歳以下では化粧品やたばこ関連品，洗浄剤によるものが上位を占めている。

＜観察のポイント＞

①バイタルサインを観察し，意識，呼吸，脈拍に異常がないことを確認する。

②誤飲の場面や周囲の状況から，可能な限り誤飲した物質を特定する。

＜応急手当の手順＞

中毒の原因となる物質別に，表4-8を参考にし，以下の手順で応急手当を行う。

①口腔内に残っているものを取り除き，うがいをさせる。

②酸，アルカリ，界面活性剤を含むものなどは，刺激や炎症の原因となるため，水か牛乳を飲ませて，粘膜への刺激を緩和させる。

③原因物質が不明な場合や，バイタルサインの異常，その他の症状がある場合は医療機関を受診させる。

表4-8　家庭用品による中毒の症状および応急処置

分　類		症　状	応急処置	備　考
合成洗剤・洗浄剤	酸性・アルカリ性洗剤	口腔内，咽頭，胃のびらんと痛み。悪心，嘔吐有り。眼に入った場合は失明の危険性有り。	含漱し，牛乳か卵白水を飲ませ，受診する。催吐は禁止。	トイレ・換気扇用，パイプクリーナーなど。組織を腐食する。
	弱酸性・中性・弱アルカリ性洗剤	悪心，嘔吐，咽頭痛，口腔内びらん，腹痛，下痢。	毒性は低いが，口腔内を洗浄し，牛乳や卵白を飲ませ経過観察する。	酸性の洗剤と漂白剤で塩素ガスが発生する。
	塩素系漂白剤	口腔内から胃にかけてのびらんと痛みが生じる。	催吐は禁止。牛乳等をのませすぐに受診する。	腐食作用有り。
	酸素系漂白剤	悪心，嘔吐，口腔内や咽頭の痛み。	原液の誤飲や症状がある場合は受診する。	化学反応により塩素ガスが発生。
カビ取り剤		誤飲では通過粘膜の化学熱傷，吸引により声門浮腫，呼吸困難，肺気腫。	催吐は禁止。牛乳，卵白の摂取。吸入では気道確保し，受診する。	他の物質との混和により有毒ガスが発生。
石けん		悪心，嘔吐，咽頭痛など。	多量の場合は催吐し受診。	毒性は低い。
化粧品・他	クリーム	多量の誤飲で一過性の悪心・嘔吐・下痢。	水分摂取し，経過観察。症状により受診する。	
	化粧水	多量の誤飲によりアルコール中毒をきたす。	少量では水分摂取後経過観察。多量の場合は受診する。	アルコールを含有していない場合は中毒の危険が低い。
	ヘアシャンプー	口腔内，咽頭の痛み，悪心，嘔吐，下痢，腹痛。	少量では牛乳や卵白水を飲ませ経過観察，多量または症状がある場合は受診する。	
	マニキュア・マニキュア除去剤	咽頭痛，悪心，嘔吐，頭痛，気管に誤嚥すると肺炎の危険がある。	催吐は禁止。マニキュア液，除去剤ともに少量でも受診する。	
	染毛剤	刺激作用により口腔，咽頭の痛み，嘔吐，腹痛，下痢。多量の場合は顔面，咽頭の浮腫が生じる。	牛乳を飲ませる。第1剤は受診が必要。	2剤式では第1剤の方が毒性が高い。
	歯磨き剤	悪心，嘔吐，下痢，腹痛，大量摂取でけいれん，呼吸抑制。	催吐する。	フッ素による中毒症状である。
	義歯洗浄剤	口腔内，咽頭の痛み，悪心，嘔吐，下痢，腹痛。	症状が強い場合は受診する。	
タバコ		蒼白，嘔吐，腹痛，下痢，頻脈，重症ではけいれんや意識障害。	嘔吐時には誤嚥を防ぐ。誤食や水溶液の誤飲は直ちに受診する。	幼児はタバコ1本分のニコチンが致死量となる。
乾燥剤	シリカゲル	口腔内のびらん，多量で腹痛，下痢。	コップ半分程度の水分摂取で経過観察する。	消化管からは吸収されない。
	生石灰	口腔内や咽頭のびらん，胃の出血など。	すぐに含漱し，牛乳か卵白水を飲ませ受診する。	水分に触れると熱が発生する。
殺虫剤	液体蚊取り	灼熱感，嘔吐，咳き込みなど。	催吐禁止。症状がある場合は受診する。	石油系溶剤が添加されている。
	蚊取りマット・線香	大量で嘔吐，腹痛，下痢。	経過観察する。	
	ホウ酸含有殺虫剤	悪心嘔吐の他，重症ではけいれんや腎障害がおこる。	大量に誤食した場合は水を飲ませ，受診する。	成人ではホウ酸量1～3gで症状が出る場合がある。

分　類		症　状	応急処置	備　考
防虫剤	パラジクロルベンゼン製剤	大量の場合は肝障害が生じる。	小児は碁石1／4大以上の誤食で受診する。	
	ピレスロイド製剤	多量でない限り重篤な中毒症状は起こりにくい。	新鮮な空気の吸入。誤飲の場合は含嗽と牛乳摂取。	燻煙殺虫剤，防虫シートに使用される。
	ナフタリン製剤	悪心，嘔吐，腹痛，下痢，発熱，発汗，顔面紅潮など。	飲み込んだ場合は受診する。	毒性が高い。
電池	ボタン型電池	一ヶ所に留まると放電し粘膜の腐食が生じる。	誤食した場合は受診する。	耳孔や鼻腔への挿入時も受診。
灯油・ベンジン・ガソリン		口腔内，咽頭，胃の灼熱感，悪心，嘔吐，下痢，咳き込み，呼吸困難が生じる。	催吐は禁止。誤飲した場合は受診する。	少量でも気管に入ると肺炎を発症する。

＜留意点＞

①石油製品（灯油，マニキュア，除光液，液体の殺虫剤など）は誤嚥により気管に入ると肺炎を起こすことがある。また，酸やアルカリを含む製品（漂白剤，トイレ用洗浄剤，換気扇用洗浄剤など）は食道，胃の損傷を引き起こしたり，防虫剤の樟脳（しょうのう）などはけいれんを起こす可能性があるため催吐しない。

②石油製品やタバコ，タバコの吸い殻，防虫剤などは，嘔吐しやすくなったり，吸収されやすくなったりする危険性があるため，何も飲ませない。

4）急性アルコール中毒

　急性アルコール中毒とは，大量のアルコール摂取により生体が精神的，身体的影響を受け，主として一過性の意識障害をきたすことをさす。アルコールを飲みなれていない大学生などが一気飲みをした際に生じることが多い。

＜観察のポイント＞

①呼吸，意識レベルを中心としたバイタルサインの観察を行う。

②外傷の有無を確認する。

③嘔吐の状況，尿および便失禁の有無を観察する。

④歩行状態，行動の変化（多弁，不明瞭な言語・逸脱した攻撃行動など）を観察する。

⑤アルコールの種類，量を確認する。

＜応急手当の手順＞

①症状の観察を行い，衣服をゆるめ楽な体位にする。

②水分摂取が可能ならば水分を飲ませ，アルコールを排出しやすくする。

③舌根沈下が見られたら気道を確保し，昏睡位とする。

④保温を図る。

⑤呼吸停止や意識障害があれば一次救命処置を行いすみやかに医療機関に搬送する。

＜留意点＞

　脳血管障害や脳外傷との区別が必要である。

5）食中毒

(1)　細菌及びウイルス性食中毒

　食物中の細菌やウイルスから出る毒素によっておこる。2019年の厚生労働省「食中毒発生状況」によると，患者数は約16,000人で，そのうちの半数がノロウイルスが原因の食中毒であった。

＜観察のポイント＞

①起因物質によって発症までの期間や症状が異なるため（表4-9），それぞれの特徴について観察を行う。

②悪心，嘔吐，腹痛，下痢，発熱，その他の随伴症状について，経過を把握する。

③毒素型の食中毒による神経症状（視力障碍・運動障害・言語障害）の観察を行う。

④頻回の下痢や嘔吐による脱水症状（口渇・頭痛・皮膚の乾燥・尿量の減少など）やショック症状を早期に発見する。

＜応急手当の手順＞

①バイタルサインの観察を行う。

②激しい腹痛や下痢がある場合は絶飲食とする。

③全身の保温を図る。

＜留意点＞

①食中毒が疑われる場合の下痢症状に対して止瀉薬は使用しない。

②腸管出血性大腸菌はベロ毒素と呼ぶ強い毒素を産生し，激しい腹痛や血便，溶血性貧血，血小板減少，急性腎不全症状を呈する溶血性尿毒症症候群を起こすことがある。重症例ではけいれんや意識障害を起こし，急性脳症を併発するため，これらの症状に注意する。

(2)　自然毒による食中毒

　動物性自然毒による食中毒は，テトロドトキシンなどの神経毒素によってしびれなどの神経症状を呈する。フグの卵巣，肝臓などや毒化した巻貝の喫食により生じる。また植物性の自然毒によるものは，キノコ類やスイセンに含まれる毒成分により，腹痛や嘔

表4-9　食中毒の種類と特徴

分類		起因物質	潜伏期間	原因食	発熱	嘔吐	腹痛	下痢	その他	年間患者数※）
細菌	感染型	腸炎ビブリオ	5～15時間（平均10時間）	生鮮魚介類（刺身・寿司など）	38～39℃（ときに40℃に及ぶこと有）	++	++	+++鮮血の混入あり	6～9月に多く発生する2次感染あり	1,278
		サルモネラ菌	12～24時間	卵・肉類・魚介類の加工食品	38～40℃（3～5日間続く）		+回盲部圧痛	++時に血便		3,603
		腸管出血性大腸菌	1～10日間			+	+++S状部圧痛	++新鮮血を伴う血便	O157が代表的2次感染あり	928
		カンピロバクター	3～5日（平均1～10日）	鶏肉や飲料水	頭痛を伴う		+	+～++血便を伴う	家畜の腸管内に生息	2,396
		ウェルシュ菌	8～12時間	煮込み料理	まれである		++	++	芽胞は100℃1～3時間の加熱に耐える	2,772
細菌	毒素型	ブドウ球菌	約3時間（平均1～6時間）	にぎりめし・弁当・乳製品・かまぼこ		+++	++	++		1,181
		ボツリヌス菌	2～48時間（差が大きい）	いずし・真空パック食品・缶詰類		+	+	+	神経症状として複視や発声困難・呼吸困難を生じる致死率は20%	1
ウイルス		ノロウイルス	24～48時間	カキ等の二枚貝・調理従事者からの二次感染	38℃以下	++	++	++	食品取扱者からの二次感染が多い	18,520

※）年間患者数は2007年度厚生労働省食中毒統計による

　吐などの消化器症状や神経症状を呈する。生のジャガイモの芽には有毒成分のソラニンが含まれ，小児の場合は成人より少ない量で症状が出るため，学校などで栽培したジャガイモを調理，喫食する場合は注意が必要である。

　応急手当の手順としては，喫食が確認され神経症状が出現した場合は速やかに医療機関に搬送することである。呼吸停止となった場合は直ちに一次救命処置を行う。

10 熱中症

　体温の産生が放散を上回り，体温が体の中にこもった状態をいう。重症化すると死亡することがあるので，体温調節が未熟な乳幼児や低学年，暑さを感じにくい高齢者に対しては予防と異常の早期発見に努める必要がある。熱中症は屋外より屋内でおこりやすいが，初夏から秋口までの戸外活動に際しては温度と湿度に十分な配慮や工夫が求められる。

表4-10　熱中症の分類

分類	症　状	重症度
Ⅰ度	こむら返り・立ちくらみ・数秒間の失神	軽　症
Ⅱ度	強い疲労感・めまい・頭痛 軽度の体温上昇・吐き気・嘔吐	中等症
Ⅲ度	40℃以上の発熱・意識障害・発汗停止・けいれん	重　症

＜観察のポイント＞

①自覚症状（疲労感・頭痛・吐き気など）

②皮膚の乾燥状態（重症になる程乾燥するのが特徴），意識障害・尿量

③体温測定（42℃が長時間続くと，ショック状態になり死亡率が高くなる。）

＜応急手当の手順＞

①傷病者を涼しい場所に移動する。クーラーの効いた部屋か，屋外なら日陰に移動する（図4-35）。

②着衣を脱がせる。濡れたタオルで体を広範囲に拭いた後，扇風機やうちわなどで扇ぐ。水分がなくなったら，同じことを繰り返して体温を下げる。

③効果的な解熱のため，首筋，わきの下，足の付け根に氷嚢をあてる。

④意識があれば，電解質飲料などで塩分と糖分を含む水分を補給する。

⑤意識がない場合は顔を横に向け，気道を確保し救急車を呼ぶ。けいれんがある場合も，救急車を呼ぶ。

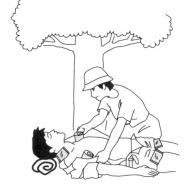

図4-35　熱中症の応急手当

＜留意事項＞

①乳幼児や肥満傾向のものは，熱中症になりやすいため注意する。寝不足，体調不良，朝食抜きの場合にも熱中症になりやすいため，体調や生活の状況を把握し，予防に努める。暑い季節の園外保育・校外学習は，天気予報で予想最高気温に留意して計画する。暑い日に園外・校外に出る場合は，必ず水分を用意する。

②園外保育・校外学習時には熱中症予防のため，幼児や児童が持参した水分を確実に摂取したか確認する。

③高温注意情報が出たら，園外保育・校外学習・戸外での運動やプールは中止する。

こんなときどうする④　　７月の校外学習

　2018年，小学校１年生のAちゃんが約１km離れた公園に校外学習に行き，帰校後教室で容体が急変し重度の熱中症により死亡した。朝元気に登校したにもかかわらず，遺体となって帰宅したという大変痛ましい出来事だ。私たちが同じ過ちを繰り返さないために，どう行動すべきか考えてもらいたい。

（概要）10時の出発時点で校内の敷地は32度，最高気温35度以上が予想される高温注意情報が気象台から出ていることを学校は把握していた。しかし，毎年虫捕りを目的に実施してきた校外学習で大きな問題は起きていなかったため，中止するという判断に至らず予定通り実施された。後日，記者会見で校長が「判断が甘かったと痛感している」と釈明した。

　Aちゃん（6歳）に持病はなく，出発前の健康確認では異常を訴えていなかった。しかし，出発直後から担任の先生に「疲れた」と訴え，他の児童から遅れ気味になった。そこで，先生はAちゃんと手をつなぎ歩いた。公園に到着したAちゃんは，他の児童と約30分の自由時間を過ごした後，学校に向かった。すると再び「疲れた」と訴えたため，先生がAちゃんと手をつなぎ歩いた。11時30分頃学校に到着，教室に戻ってからAちゃんの容態が悪化し唇が紫色になった。担任が異変に気づき，Aちゃんを風通しの良い教室の後ろに移動させて床に座らせたものの，11時50分頃になって意識を失ってしまった。養護教諭が駆けつけ，AEDを使用し心臓マッサージ繰り返した。11時53分に119番に通報，救急車により病院へ搬送されたが，12時56分死亡が確認された。

　なお，児童は全員帽子をかぶり水筒を持っていて，こまめに飲むよう指示をしていたという。教室にエアコンはなく，扇風機を使用していた。

〔朝日新聞デジタル　2018年7月17日付を基に再構成〕

11 アレルギー疾患

　アレルギーとは，本来外部からの侵入物を排除するために存在する「免疫反応」が特定の物質（抗原・アレルゲン）に対して過剰に反応することを指す。

　アレルギー（性）疾患はアレルゲンによって多くの種類に分類され，症状もさまざまであるが，乳幼児・児童生徒の代表的な疾患としては気管支ぜん息，アトピー性皮膚炎，食物アレルギーなどがあげられる。アレルギーが原因となって起こる病気をアレルギー疾患という。アレルギー疾患は多々あるが，子どもの代表的な疾患としては，気管支ぜん息，アトピー性皮膚炎，アレルギー性鼻炎，アレルギー性結膜炎，花粉症，食物アレルギーなどがあるが，いくつかの疾患を合併している場合が多い。

　近年子どもたちの生活環境は大きく変化してきた。こうした生活環境の変化は，アレルギー疾患の原因となりうるものの増加をもたらした。国民の3人に1人が何らかのアレルギー疾患を有しているといわれるほど，アレルギー疾患に悩む人が増えている。

　数十年の間に，アトピー性皮膚炎や花粉症，気管支ぜん息などのアレルギーを抱える子どもたちは増加し，長期にわたる管理を必要とし，場合によっては生命の危険を伴う場合がある。2012年には小学校での給食で不幸にも食物アレルギーによる死亡事故があり，これまで以上に的確な判断とその対応が求められている。

　保育所・幼稚園や小中学校には様々なアレルギー疾患を抱えた児童・生徒が在籍しておりそれぞれにアレルゲンは異なっている。アレルギー疾患には緊急に対応を要する疾患があり，教職員の誰もが第一発見者になりうる可能性がある。教職員全員が常に情報を共有し，緊急時の体制を整え，適切な対応ができることが求められる。

1）気管支ぜん息

　気管支ぜん息の原因はダニ，ほこり（ハウスダスト），動物の毛などである。これらのアレルゲンに対するアレルギー反応が，気道の慢性的な炎症により，突然に肺の中の空気の通り道が狭くなり，発作が起こる病気である。発作時は，せきやぜん息特有のぜん鳴（ゼーゼー，ヒューヒュー）を伴う呼吸困難を繰り返す疾患である。

　わが国の有病率は年々増加傾向にあり，年少児ほど有病率が高い特徴がある。

　気管支ぜん息はごく軽い小発作から死にいたる呼吸不全までその程度はさまざまである（図4-36）。

発作の程度の見分け方

小発作	中発作	大発作	呼吸不全

基本的な発作の目安			
呼吸のしかた			
ぜん鳴　軽度	明らか	著明	弱い (呼吸不全を来した場合，ぜん鳴は弱くなるので要注意)
陥没呼吸　なし (あっても，のどの部分に軽度)	明らか	著明	著明
起座呼吸　なし	横になれる程度	あり	あり
チアノーゼ　なし	なし	あり	顕著 その他 ・尿便失禁 ・興奮（あばれる） ・意識低下など
日常生活の様子			
遊び　・ふつう	・ちょっとしか遊ばない	・遊べない	―
給食　・ふつう	・少し食べにくい	・食べられない	―
会話　・ふつう	・話しかけると返事はする	・話しかけても返事ができない	―
授業　・ふつう	・集中できない	・参加できない	―

キーワード

ぜん鳴…発作にともなって生じるゼーゼー・ヒューヒューという気管支ぜん息発作特有の気道音。

陥没呼吸…息を吸うときに図（※）の部位が引っ込む呼吸や状態。

起座呼吸…息苦しくて横になることができない呼吸や状態。

チアノーゼ…体内の酸素が不足した状態。くちびるやつめが青くなる。

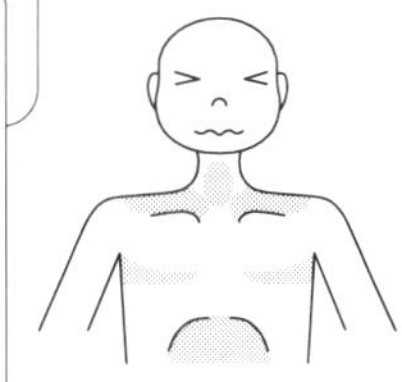

（※陥没呼吸が起こる部位）

図4-36　ぜん息発作の程度の見分け方

〔出典：文部科学省スポーツ・青少年局学校健康教育課（2008）学校のアレルギー疾患に対する取り組みガイドライン，日本学校保健会，p.27〕

<観察のポイント>

①問診・視診・聴診・バイタルサインの観察（第2章第3節　観察の基本と方法および第4章第3節2．呼吸困難の項を参照）。体温・脈拍・呼吸（音，回数，深さ，肩呼吸，陥没呼吸等）の観察。姿勢，顔色，チアノーゼ。

②既往歴の確認。

<応急処置の手順>

①落ち着かせ，安静を保つ。

②水分摂取が可能であればコップ一杯程度の
　水を飲ませる。

③ゆっくり腹式呼吸をして，排痰を促す（咳
　をする。背中を軽くたたく）。

④臥位（寝た姿勢）よりも座位姿勢の方が横
　隔膜が下がり呼吸面積が広がって呼吸が楽
　になるので，起座位または半座位を取らせ
　るとよい（図4-37）。

⑤常に呼吸状態の観察を行い悪化兆候を早期
　発見し対応する。

⑥呼吸状態が改善されない場合には医療機関
　を受診させる。

<留意事項>

①できるだけアレルゲンとなる室内環境の整
　備，動植物がアレルゲンの場合はそれらと
　の接触を避けるよう配慮する。

②外遊び，運動に対する配慮を保護者，主治

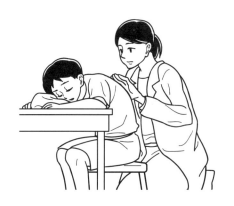
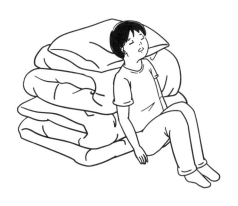

図4-37　呼吸困難時の姿勢
（上）起座位　（下）半座位

医と情報共有し，教職員全員が適切な対応ができるようにしておく。

③医療機関で指示された薬剤を確認し，内服状況を確認しておく。

2）アトピー性皮膚炎

　皮膚の乾燥と掻痒感を伴い，湿疹が顔，首，ひじの内側，膝の裏側などに出現し，軽減したり，悪化したりする慢性的に続く皮膚炎。多くの場合アレルギーが関与しており，アトピー体質を伴っていることが多い。乳幼児・小児の間で，ここ20〜30年の間に大変増えている。以前はある年齢になるとよくなることが多かったが，最近は成人になってからの発症や悪化も多くみられる。

　しかし，適切な治療によって症状のコントロールができ，他の小児と同様な生活を送ることが可能である。

＜観察のポイント＞

①小児の行動―遊びや活動に集中できない，落ち着かない様子等。

②掻痒感の出現。

＜応急処置の手順＞

①掻痒感が出現した場合には小児が患部をかきむしる前に患部を清潔に保ち冷却する。

②保育所・幼稚園，学校の場合は必要時に保護者から依頼されている保湿剤やかゆみ止めを塗布する。

＜留意事項＞

①アトピー性皮膚炎の治療の３本柱を理解しておく。

ア　室内環境の整備など，原因・悪化因子を取り除く。食物アレルギーが悪化因子であると明らかになったら，食材を除去する。

イ　皮膚の清潔と保湿に気を付ける。

ウ　薬物療法として外用薬が中心に行われる。ステロイド軟膏が一般的であるが，処方された軟膏を適切に使用することが大切である。

　　また，皮膚が乾燥した時にステロイド剤等と保湿剤を使用することがあるが，夏はプールやシャワー浴の後，冬期は乾燥しやすいため，適宜使用し皮膚の乾燥防止に努めることが大切である。

②汗をかいた場合には可能な限りその都度シャワー浴や清拭が望ましい。

③清潔な下着を着用する。

④プールの水には塩素が含まれているので，皮膚の状態を悪化させる場合があるので，終わったら消毒液を落とすように丁寧にシャワーを浴びさせる。皮膚の状態によってはプールを控えることも必要である。

3）食物アレルギー

　特定の食物が原因でおこる，アレルギー反応が原因で様々な症状を示す疾患である。症状は多岐にわたり，蕁麻疹のような軽症状からアナフィラキシーショックのように血圧が低下して命にかかわる重症までさまざまである。

　小児に起きるアナフィラキシーの原因はほとんどが食べ物であり中でも卵，乳製品，小麦は三大アレルゲンとされており，初めて与えるときには注意が必要である。

　食物アレルギーは大きく分けて「即時型」「口腔アレルギー症候群」「食物依存性運動誘発アナフィラキシー」の３つの病型に分類される。

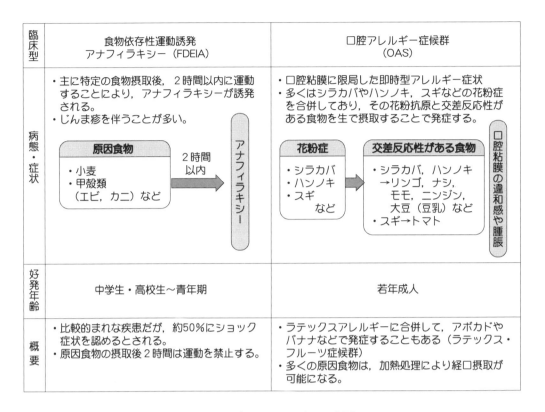

臨床型	食物依存性運動誘発 アナフィラキシー（FDEIA）	口腔アレルギー症候群 （OAS）
病態・症状	・主に特定の食物摂取後，2時間以内に運動することにより，アナフィラキシーが誘発される。 ・じんま疹を伴うことが多い。 **原因食物** ・小麦 ・甲殻類 （エビ，カニ）など → 2時間以内 → アナフィラキシー	・口腔粘膜に限局した即時型アレルギー症状 ・多くはシラカバやハンノキ，スギなどの花粉症を合併しており，その花粉抗原と交差反応性がある食物を生で摂取することで発症する。 **花粉症** ・シラカバ ・ハンノキ ・スギ など **交差反応性がある食物** ・シラカバ，ハンノキ→リンゴ，ナシ，モモ，ニンジン，大豆（豆乳）など ・スギ→トマト → 口腔粘膜の違和感や腫脹
好発年齢	中学生・高校生～青年期	若年成人
概要	・比較的まれな疾患だが，約50％にショック症状を認めるとされる。 ・原因食物の摂取後2時間は運動を禁止する。	・ラテックスアレルギーに合併して，アボカドやバナナなどで発症することもある（ラテックス・フルーツ症候群） ・多くの原因食物は，加熱処理により経口摂取が可能になる。

図4-38　食物アレルギーの病型

〔出典：永田　智監修（2018）食物アレルギー，病気がみえるVol.6 免疫・膠原病・感染症　第2版，MEDIC MEDIA，p.57（一部改変）〕

(1) 即時型

　食物アレルギーの小児のほとんどがこの病型に分類される。原因となる食物を摂取してから2時間以内に症状が出はじめる。その症状は蕁麻疹の軽度の症状から重篤なアナフィラキシーショックの出現までさまざまである。

(2) 口腔アレルギー症候群

　果実，野菜などをアレルゲンとする病型で，食後5分以内に口腔内の症状（のどの痒み，違和感，腫脹等）が出現する。多くは口腔の局所症状だけでやがて回復に向かう場合が多い（図4-38）。

(3) 食物依存性運動誘発アナフィラキシー

　特定の食物摂取後2～3時間以内に一定量の運動をすることにより，蕁麻疹，重症になると呼吸困難，ショックに至る症状が出現する。原因食物の摂取と運動のどちらか片方だけでは出現しない（図4-38）。

　小児から青年期に多く発症し，原因食物としては小麦，甲殻類が多く，果物も増加傾向にある。エピペン®の携帯が望ましい。

＜観察のポイント＞

①何をいつ摂取したのかを確認する。

②バイタルサインの観察。

③アレルギー症状が起こったら緊急性の判断を速やかに行う。

＜応急処置の手順＞

(1)　緊急性が低い場合

①内服薬を持参している場合は服用させる。

②適切な場所で足を頭部より高くした体位（足側高位）にし，安静にする。

③嘔吐に備えて顔を横向きにする。

④呼吸困難を訴える場合は呼吸が楽になる姿勢にする。

⑤５分ごとに症状を観察し，記録しておく。

（第２章第３節，第３章第５節，第４章第３節２・６参照）

(2)　緊急性が高い場合

①緊急を要すると判断したら常備していれば迷わず「エピペン®」を打ち，直ちにかかりつけの医療機関を受診する。

②必要に応じて心肺蘇生法を行う。

（第１章第２節，第５章第３節参照）

＜留意事項＞

①原因となる食物を摂取しないことが第一である。食物アレルギーは学校給食，教室だけで起こるとは限らない。あらゆる場所で細心の注意を払うことが重要である。

②医師の診断による「学校生活管理指導表」に基づき保護者や医療機関と十分な連携をとり，教職員全体で情報共有を行う。

4) アナフィラキシー

　アレルギー反応により，皮膚症状（蕁麻疹，かゆみ，発赤など），消化器症状（腹痛，嘔吐など），呼吸器症状（ぜん鳴，息切れ，咳，呼吸困難など）が複数同時にかつ急激に出現した状態をアナフィラキシーという。その中でも血圧低下，意識障害，脱力感などの症状をきたす場合を特にアナフィラキシーショックと呼び，直ちに対応しないと生命にかかわる重篤な状態を意味する（表４-11）。

表4-11　緊急性が高いアレルギー症状

全身症状	呼吸器症状	消化器症状
ぐったり	喉や胸が締め付けられる	我慢できない腹痛
意識もうろう	声がかすれる	繰り返し嘔吐する
尿や便をもらす	犬が吠えるような咳	
脈が触れにくい	息がしにくい	
唇や爪が青白い	持続する強いせき込み	
	ゼーゼーする呼吸	

　アナフィラキシーにはアレルギー反応によらず，運動や物理的刺激によって誘発される場合もあるので，その場の状況を十分理解することが重要である。

　その他にも，昆虫刺傷（特にハチ刺傷），医薬品，天然ゴムなども原因となりうるので注意する。

＜観察のポイント＞

①バイタルサインの観察。

②状況を的確に即時に判断する。

＜応急処置の手順＞

①緊急を要すると判断したら迷わず「エピペン®」を打ち，直ちに救急車を要請する。

②必要に応じて心肺蘇生法を行う。

＊救急車の呼び方　心肺蘇生の項参照

＜留意事項＞

　食物アレルギーの項参照。

こんなときどうする⑤　アドレナリン自己注射薬（商品名「エピペン®」）いつ，だれが？

　「エピペン®」はアドレナリンが充填されたペン型の注射器で，アナフィラキシー症状を改善させるための補助治療薬である。その効果は注射後に速やかに現れ15分〜20分持続する。

　アナフィラキシーを起こす可能性が高い患者に対して事前に医師が処方するものである。

　エピペン®は本人または保護者が注射する目的で作られたもので，医師から使用方法等十分な指導を受けている。しかしアナフィラキシーは非常に急速に起こり

進行し，命にかかわる場合がある。状況によってはエピペン®保持者が自己注射できない場合もある。そのような場合には人命救助の観点からその場に居合わせた保育士，教職員が本人に代わって速やかに注射する必要がある。

　「エピペン®」注射は法的には「医療行為」であり，医師でないもの（本人と家族以外のものである第3者）が「医療行為」を反復継続の意図をもって行えば医師法（昭和23年法律第201号）第17条に違反することになる。しかし，生命に危険をおよぼすアナフィラキシーの現場に居合わせた保育士，教職員が自己注射ができない子どもに代わって注射をすることは反復継続の意図はないものと認められるため，医師法違反には値しない。

　現在本人，保護者以外にエピペン®注射ができるのは保育士，教職員，救急救命士である。本人，保護者，主治医，教育委員会等の関係者が十分な連携を取り，本人が安心して学校生活が送れるよう支援をしていくことが重要である。

　保育所，幼稚園，学校のどの場面で起こるか予測が困難であるので，保育士，教職員全員が研修を通じて正しい知識や技術を習得しておくことが大切である。

　「エピペン®」を使用した後は速やかに医療機関を受診しなくてはいけない。使用後のエピペン®は携帯ケースに戻し，搬送先の医療機関まで持参する。

使用にあたって
①エピペン®は衣服の上からでも注射可
　能である。
②使用後にはオレンジ色のニードルカ
　バーが伸びているかどうか確認する。
③使用済みのエピペン®はケースに戻し，
　救急隊に渡すか医療機関へ持参する。

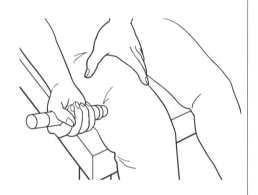

図　エピペン®の使い方

〔参考文献〕
厚生労働省（2019）保育所におけるアレルギー対応ガイドライン（2019年改訂版）
文部科学省スポーツ・青少年局学校健康教育課監修（2008）学校のアレルギー疾患に対する取り組みガイドライン，財団法人　日本学校保健会

　軟らかく液状の便を下痢と呼ぶ。1回の排便量や排便回数が増加することが多く，過剰の水分や電解質を含んだ便が排泄される。

　食餌の浸透圧が高く腸で水分が吸収されないまま排泄される「浸透圧性下痢」（例　食べ過ぎ飲み過ぎによる消化不良，乳糖不耐症），腸粘膜から水や電解質の分泌が増加する「分泌性下痢」（細菌毒素による腸炎，化学物質），腸粘膜の炎症により血液成分や細胞内の液体が滲み出る「滲出性下痢」（ウイルスと細菌が腸管上皮細胞に感染する腸炎と炎症性腸疾患），ストレス，腸管内を便が移動する時間が短くなる「腸管運動亢進性下痢」（過敏性腸症候群，甲状腺機能亢進症）により起こる。

　小児と若年者の主要な下痢は，急性下痢には感染症と薬剤による下痢が，慢性下痢には炎症性腸疾患（潰瘍性大腸炎とクローン病）と過敏性腸症候群がある。

　感染症による下痢の原因はウイルス，細菌感染，原虫（アメーバ赤痢）で，突然の嘔吐，引き続く下痢，腹痛を伴うことが多い。

　ノロウイルスを除くウイルス性胃腸炎の多く（ポリオウイルス，コクサッキーウイルス，エコーウイルス，ロタウイルス，アデノウイルス）は食品を介さず，便や吐物中の原因ウイルスが口から侵入し感染する。ロタウイルスは任意予防接種があり，ノロウイルスの予防接種は有効性と安全性を確認する臨床試験が進行中である。

　ノロウイルスは感染力が強く経口感染に加え，手指に付着した吐物や便中のウイルスの接触感染，飛沫感染により家族内感染や集団感染を起こす。

　細菌性胃腸炎は，病原体に汚染された食品を摂取し発症し，ノロウイルス胃腸炎と合わせて感染性胃腸炎（食中毒）と総称する。

＜観察のポイント＞

　急性発症の下痢は，緊急性があるかを早急に判断する。

①外見：全身状態：ぐったりしているか，周囲への反応，会話，視線・注視，呼吸，循環（末梢冷感，蒼白，まだら模様の皮膚）。

②下痢の発症時期：急性か慢性か，回数，便の性状，水様下痢，粘液便，粘血便，新鮮血便，不消化の脂肪がギラギラしている。

③発熱，悪心・嘔吐，腹痛，けいれんの有無。

④飲食物について：いつ，どこで，何を食べたか・購入したか，食べ過ぎ飲み過ぎの有無，飲食した食品　刺身，加熱が不十分な魚介類や肉，生卵の摂食，自己採取した野菜・

キノコ・水産物の摂取，不衛生な水の摂取。

⑤疑わしい食材を摂取してから発症までの時間。

⑥排尿回数：量，脱水や持続する栄養不足による体重減少の有無。

⑦同様の症状がある人と家族の有無，同様の症状がある人との接触の有無，集団での流行状況，海外渡航の有無。

⑧ペット：サルモネラ属菌はミドリカメの飼育の有無，動物との接触。

⑨心因性ストレス，不安の有無。

＜応急手当の手順＞

腹部を保温する。脱水症（第4章第3節13）に留意し，悪心・嘔吐がなければ電解質飲料で失った水分と電解質，特にナトリウムとカリウムを補充する。

＜留意事項＞

①激しい下痢，便に血液が混じる，同じ食事を摂った人も同時に下痢をしている，悪心・嘔吐，水分が摂取できない，発熱，尿が少ない，喉が渇く，けいれんを起こした場合は，速やかに受診する。

②吐物や便は感染源であり，適切に処理し感染が拡大しないよう防止する（第3章第7節参照）。

③部屋を換気する。

④腸管出血性大腸菌感染症は，学校感染症の第三種，「学校教育活動を通じ，学校にお

コラム⑫　過敏性腸症候群

　検査では異常がみつからないにもかかわらず下痢が続く病気で，慢性の下痢の多くを占める。朝，登校しようとした直前や，通学中で電車に乗った時，人と会う前などに，突然，腹痛がして便意を催す。登校しぶりや不登校に身体疾患との関連がしばしばみられ，過敏性腸症候群が出現することがある。トイレに行きたくなる時間帯や状況を問診する。

　精神的不安や過度の緊張，ストレスが自律神経のバランスを崩し，便通異常により下痢，便秘，腹痛が起こる。脳と腸の働きは相互に影響し（脳腸相関），身体や感情をコントロールしている。本症候群には，ストレス軽減と便の水分バランスを調整する内服薬が症状軽減に有効である。

いて流行を広げる可能性のある感染症」である。感染症予防法の三類に該当し医療機関は，直ちに国に届け出る。

⑤感染性胃腸炎（流行性嘔吐下痢症）は，学校感染症第三種「条件によっては出席停止の措置が必要と考えられる感染症」である。感染症予防法では五類に該当し学校で流行が起こった場合にその流行を防ぐため，必要であれば校長が学校医の意見を聞き，措置できる。

13 脱水

水分摂取が不足した状態または身体から水分が失われた状態を脱水症と呼ぶ。脱水症が重症になると，循環障害により血圧が低下する。

小児は成人より脱水症になりやすい。その理由は以下の通りである。

①身体の体液組成の内，水分が占める割合が多い。

②体重あたりの必要水分量，不感蒸泄量が多い。

③腎臓の尿濃縮力が未熟。

1）小児の脱水症の原因

(1) **水分摂取量の減少**

食欲低下，意識障害で水分摂取が不可

(2) **水分喪失の増加**

嘔吐，下痢

(3) **腎疾患**

腎臓から水分喪失

(4) **皮膚・呼吸器から水分喪失**

発汗，熱傷，熱中症

＜観察のポイント＞

①元気のなさ，ぐったりしているか，周囲への反応，会話，視線・注視，呼吸の様子，脈が触れやすいか，四肢の冷感，蒼白，チアノーゼの有無，まだら模様の皮膚，バイタルサイン，意識レベル，不穏，興奮。

②皮膚・口腔粘膜・口唇が乾燥しているか，のどの渇き（口渇感）。

③唾液と泣いた時の涙の量が低下。

④皮膚をつまんで離したときのしわの戻りが悪いかどうか（皮膚緊張度低下）。

⑤尿量の低下の有無。

＜応急手当の手順＞

①楽な体位にし安静にする。保温する。

②経口補液療法：市販の電解質飲料で水分と電解質を少量与える。

　30分間〜1時間経過し，嘔吐しなかったら，さらに少量ずつ水分をこまめに与える。

　悪心・嘔吐が起きる場合は，水分摂取を中止して経過観察する。

＜留意事項＞

　強い悪心・嘔吐や意識障害がある場合は，経口補液療法を行わず医療機関を受診する。

14　低血糖

　低血糖とは，長時間の絶食や糖尿病などで血糖値が低くなっている状態を指す。

　細胞が必要な糖をエネルギー源として利用できず，エネルギー源不足の影響が出やすい脳・神経細胞の症状が出現する。

　低血糖とは，何らかの要因によって血糖値が必要量以下の値になっている状態を指す。低血糖に陥った時には代謝が十分に行えなくなるため，様々な症状が現われる。

　低血糖は極度の栄養不足などでも生じるが，発生頻度が高いのは糖尿病を抱えている患者で，血糖降下やインスリン分泌障害や作用不足に起因する低血糖である。糖尿病には1型と2型があるが小児に多いのはインスリン分泌が高度に障害されている1型糖尿病である。

　低血糖症状が出現する血糖値はそれぞれの病状において個人差があるので学校では，児童生徒の状態を把握しておくことが大切である。

＜観察のポイント＞

　低血糖症状に伴う観察を行う：空腹感，頭痛，イライラ，あくび，手指の震え，けいれん，意識障害，眠気，脱力，意識状態（昏睡）。

＜応急手当の手順＞

①低血糖を疑ったらすぐに，ブドウ糖（グルコース）などの甘いものを補給させる。

②改善されない時や口から摂取できない時は医療機関を受診する。

＜留意事項＞

①低血糖は身体にエネルギーが不足している状態を身体が伝えるための症状であるから決して怖がる必要はない。素早く糖分を補給すれば回復するので，慌てないで軽度のうちの初期対応を適切に行うことが大切である。

②必要以上に低血糖を怖がらないでインスリンの量，行動パターン，低血糖が起こった時の状況などを記録しておき，保護者や子どもと一緒に血糖コントロール方法を考えていく。

③インスリン注射を学校内で行う場合は適切な場所の提供を配慮する。

④自分でインスリン注射や補食できない場合があるので，身近な人が理解し，情報を共有しておく。

第 5 章

学校等(幼稚園・保育所を含む)における救急処置

第1節 学校等で起こりやすい事故と病気の特徴

1 学校管理下での事故発生状況（全校種）

　学校管理下での事故は，独立行政法人日本スポーツ振興センターの災害共済給付数で
みると図5-1のとおりである。平成29年度に医療費の給付を行った児童生徒等の負傷・
疾病の発生件数は，1,030,882件であった。学校種（小学校，中学校，高等学校，幼稚園，
保育所）別の発生件数は，小学校，中学校，高等学校の順に多いことがうかがえる。発
生率をみると中学校，高等学校，小学校の順であった。

　図5-2は，学校管理下での障害が残った災害件数および死亡に至った事故件数を示
している。死亡件数のうち，死因状況については突然死が44％を占めている（図5-3）。
中学校，高等学校の突然死は，体育的部活動中に起こる割合が高い。

　平成29年度に医療費の給付を行った児童生徒等の災害発生件数（負傷・疾病の件数）
から，図5-4に校種別にみた負傷の場合別発生割合を，さらに図5-5に校種別にみた
負傷の種類別発生割合を示している。

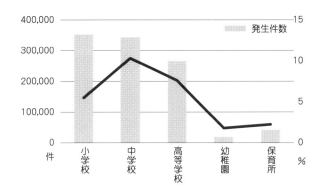

図5-1　平成29年度　学校管理下の事故発生件数と発生率

〔出典：独立行政法人日本スポーツ振興センター（2018）学校の管理下の災害［平成30年版］，p.136を元に作成〕

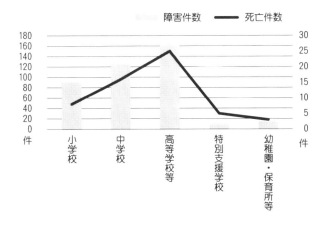

図5-2　平成29年度　学校管理下の障害と死亡の件数

〔出典：独立行政法人日本スポーツ振興センター（2018）学校の管理下の災害［平成30年版］，p.14, 28を元に作成〕

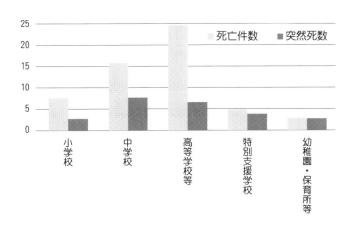

図5-3　平成29年度　学校管理下の死亡件数と突然死数

〔出典：独立行政法人日本スポーツ振興センター（2018）学校の管理下の災害［平成30年版］，p.14を元に作成〕

2　校種別に見た事故発生の状況

　学校種別に災害傾向を把握し，児童生徒等の特性を考慮した事故防止の留意点を考慮する必要がある。

⑴　小学校

（場合別）「休憩時間」に最も多く発生し，全体の約半数を占めている。

（場所別）「運動場・校庭」が最も多く，次いで「体育館・屋内運動場」「教室」に多い。

（遊具別）「鉄棒」が最も多く，遊具を使用中も多い。

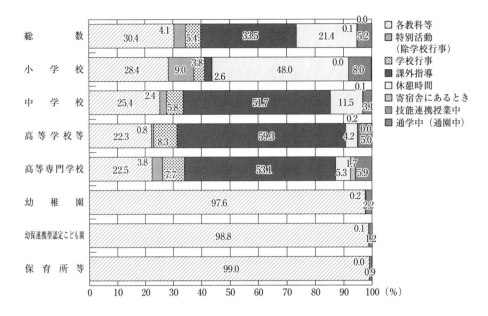

図5-4　負傷における場合別発生割合

〔出典：独立行政法人日本スポーツ振興センター（2018）学校の管理下の災害［平成30年版］，p.136〕

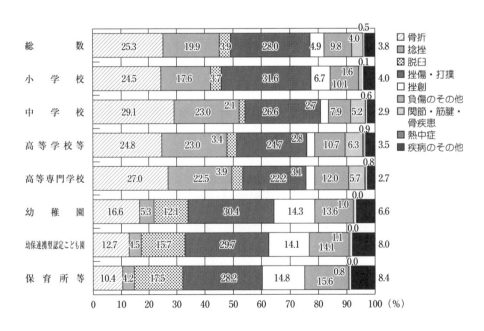

図5-5　負傷における種類別発生割合

〔出典：独立行政法人日本スポーツ振興センター（2018）学校の管理下の災害［平成30年版］，p.137〕

（部位別）「手・手指部」が最も多く，次いで「足関節」「眼部」「頭部」に多い。

（種目別）「跳箱」と「バスケットボール」が他の種目より格段に多い。次いで「マット運動」，「サッカー・フットサル」となっている。

⑵　中学校

（場合別）「課外指導」中に最も多く発生している。「課外指導」のほとんどは「体育的部活動」によるものである。

（場所別）「体育館・屋内運動場」，「運動場・校庭」に多く発生している。次いで「運動場・競技場（学校外）」，「教室」が多いが，小学校に比べ「教室」の割合がかなり少なくなっている。

（部位別）「手・手指部」が最も多く，次いで「足関節」，そのあとに「膝部」「眼部」「足・足指部」が多くなっている。

（種目別）球技中のけがが全体の7割以上を占めている。内訳は「バスケットボール」，「サッカー・フットサル」「バレーボール」「野球（含軟式）」の順で多い。

⑶　高等学校等・高等専門学校

（場合別）「課外指導」中に最も多く発生している。「課外指導」のほとんどが「体育的部活動」によるものである。

（場所別）「体育館・屋内運動場」と「運動場・校庭」で全体の約7割を占めている。

（部位別）「足関節」と「手・手指部」の発生が多い。部位のうち大項目でみると「下肢部」が全体の4割を超え，最も多い。

（種目別）球技中のけがが全体の8割以上を占めている。内訳は，「バスケットボール」に最も多く発生している。次いで「サッカー・フットサル」，「野球（含軟式）」の順である。

⑷　幼稚園・幼保連携型認定こども園・保育所等

（場合・場所別）幼稚園・幼保連携型認定こども園・保育所等ともに「保育中」における「園舎内」と「園舎外」でほとんどが発生している。幼稚園では「運動場・園庭」で，幼保連携型認定こども園・保育所等では「保育室」で最も多く発生している。

（遊具別）幼稚園・保育所等ともに「すべり台」が多く，幼保連携型認定こども園では，「総合遊具・アスレチック」で多くなっている。

（部位別）幼稚園では，「眼部」，「歯部」，「手・手指部」に続いて，「頭部」が多く，幼保連携型認定こども園では，「眼部」，「肘部」，「歯部」に続いて，「手・手指部」が多く，保育所等では，「眼部」，「肘部」，「歯部」に続いて，「頭部」が多くなっ

ている。部位のうち大項目でみると幼稚園・幼保連携型認定こども園・保育
所等ともに「頭部」及び「顔部」で全体の約６割を占めている。

〔出典：独立行政法人日本スポーツ振興センター（2018）学校の管理下の災害〔平成30年版〕，p.134，135〕

参考：独立行政法人日本スポーツ振興センターの災害共済給付制度について

　日本スポーツ振興センターの災害共済給付制度とは，生徒が学校の管理下で「ケガ」などをした時に，保護者に対して給付金（災害共済給付）を支払う制度である。学校の管理下とは，授業中，学校の教育計画に基づく課外指導中，休憩時間中及び学校の定めた特定時間中，通常の経路及び方法による通学中などである。

　給付の対象として初診から治癒までの医療費総額が5,000円以上（３割負担で1,500円以上）の場合，給付の対象となる。給付が行われない場合は，第三者の加害行為による災害で，その加害者から損害賠償を受けたとき（対自動車交通事故など），非常災害（地震，津波，洪水など）で一度に大勢の児童生徒が災害に遭い，給付金の支払が困難になったときなどがあげられる。支給される医療費は，費用の4/10（そのうち1/10の分は，療養に伴って要する費用として加算される分）が支給される。災害共済給付を受ける権利は，その給付事由が生じた日から２年間行わないと，時効によって請求権がなくなる。

コラム⑬　突然死を防ぐ

　WHO（世界保健機関）では，突然死を「発症から24時間以内の予期せぬ内因性（病）死」と定義している。突然死は，一般的に急性心不全，急性心停止又は特別な外因が見当たらない頭蓋内出血（運動・競技中に起きた頭蓋内出血でも，特別な外因（事故）が見当たらない場合を含む。）等が直接死因とされた病死である。その他，心臓震盪（心臓の直上に衝撃が加わり致死的な不整脈が起こる）が注目されるようになった（第４章第１節10参照）。

　学校の管理下の子どもの突然死は，全体では約５割，中学校，高等学校においては，約６割が運動に関係した状況下で発生している。時間帯では午前10時〜12時の間が最も多い。

　突然死の原因は十分解明されていない。突然死の多くは，運動に伴って発生する致死的不整脈によると考えられている。しかし，基礎心疾患が事前に指摘されていない場合は，原因が特定されないことが多くみられる。また近年，野球やサッカーなどの球技や空手などの武道で胸部をボールまたはこぶしが直撃することに

よって死亡する事故が散見されるようになり，これを心臓震盪という。心臓震盪の原因としては前胸部，特に心臓の直上に加わった衝撃により致死的不整脈が起こることがわかってきた。

　学校において突然死を予防するには，すべての教職員が注意を払って，子どもの健康管理を実施することである。定期健康診断（心臓検診）の完全な実施，日頃からの健康観察，学校生活管理指導表に沿った子どもの管理及び指導，学校・家庭・主治医・学校医の連携等がとても重要である。また，未受診の子どもについても，何らかの方法で結果を把握しなければならない。そして，検診で発見されなかった健康上の問題点については，日頃の健康観察の実施が大切な役目を果たす。運動や身体活動を伴う教育活動については，特に観察をきめ細かく行うなど，教育活動の場面に応じた観察を行い，学校生活管理指導表が出ている子どもの場合は，病状の把握と指導区分を理解し，細心の注意を払う（第5章第5節参照）。

〔突然死を防ぐための10か条〕
• 基本的な注意事項
　①学校心臓検診（健康診断）と事後措置を確実に行う
　②健康観察，健康相談を十分に行う
　③健康教育を充実し，体調が悪いときには，無理をしない，させない
　④運動時には，準備運動・整理運動を十分に行う
• 疾患のある（疑いのある）子どもに対する注意事項
　⑤必要に応じた検査の受診，正しい治療，生活管理，経過観察を行う
　⑥学校生活管理指導表の指導区分を遵守し，それを守る
　⑦自己の病態を正しく理解する，理解させる
　⑧学校，家庭，主治医間で健康状態の情報を交換する
• その他，日頃からの心がけ
　⑨救急に対する体制を整備し，充実する
　⑩AEDの使用法を含む心肺蘇生法を教職員と生徒全員が習得する
〔出典：独立行政法人日本スポーツ振興センター（2011）学校における突然死予防必携〕

学校種別の突然死の事例を紹介する。さまざまな事例を知ることで、同じような事故が発生しないように、どのような場面でどのような対応が必要かを考え、事故防止につなげることが重要である。

(1) **小学校における死亡の事例**

給食中、児童が担任にトイレに行くと申し出た。しばらく戻らなかったため、様子を見に行くと、個室内で苦しそうにしている本児童を発見、すぐに救急車を要請した。到着までの間、呼び掛けに対応せず、呼吸も停止したため、AEDを装着するとともに心肺蘇生を続けていた。救急車からドクターヘリで病院に搬送され治療を受けたが、同日死亡した。

(2) **中学校における死亡の事例**

体育の授業中、体育館でランニング10周した後、準備運動を行った。最後の馬跳びくぐりの後、本生徒はペアの男子に寄りかかり、その後2、3歩、歩いた後、突然意識を失い床に倒れた。養護教諭が直ちに駆けつけたが、意識、呼吸、脈がなかったので、AEDを使用し救急車を要請、病院に搬送、救命処置と心拍再開後の集中治療を行ったが、同日死亡した。

(3) **高等学校・高等専門学校等における死亡の事例**

陸上部部活動中、タイヤにひもを付けたものを腰で引く筋力トレーニングを行ったあと、体調不良を訴え木陰で水分を摂りながら休んでいたが、意識消失したため救急車にて救急搬送した。病院で治療を行ったが、数日後に死亡した。

(4) **幼稚園・幼保連携型認定こども園・保育所等における死亡の事例**

ふだんどおり登園、元気に挨拶をし、いつもと変わらない様子であった。体育遊びの時間は、縄跳びであったため、見学した。外で見学させていると「寒い」と言ったため、検温すると37.1℃。他の部屋に行き暖かい部屋で過ごした。2階の保育室に戻り、給食準備し、席に着いたところで、気分が悪い、吐きたいと訴えたため、副担任付添いにより、手洗い場に行った。手洗い場で嘔吐し、手と口を洗った後、ゆっくりと力が抜けるように倒れた。顔面蒼白になり、意識もなかったので、すぐに救急車を呼び、救急隊が、心臓マッサージ、AEDを行った。病院に搬送後、ドクターヘリで別の医療機関に移ったが、同日死亡した。

第2節　学校等での救急処置の範囲と原則

1　学校等における救急処置の範囲

　学校等での救急処置は，学校管理下で起こった児童生徒等のけがや病気など全ての傷病が対象となる。事故や災害などが起こった場合は，的確な救急処置を行う必要がある。児童生徒の生命や心身の安全を守り，教育を受ける権利を保障することにつながるなど救急処置は重要な意義を持つものである。

　救急処置については，学校保健法の一部改正（平成20年6月）により，新たに地域の医療機関等との連携の規定も盛り込まれたところである。学校保健安全法（昭和33年法律第56号　平成20年法律第73号最終改正）においては，第7条に学校には，健康診断，健康相談，保健指導，救急処置その他の保健に関する措置を行うため，保健室を設けるものとする，第10条に学校においては，救急処置，健康相談又は保健指導を行うに当たっては，必要に応じ，当該学校の所在する地域の医療機関その他の関係機関との連携を図るように努めるものとするとされている。

　学校における救急処置は，医療機関での処置が行われるまでの応急的なものである。学校は医療機関ではなく教育機関であるので，救急処置と合わせて，発達段階に即した，けがなどに関する児童生徒への健康に関する指導を行わなければならない。救急処置は児童生徒等が生涯にわたって健康な生活を送るために必要な知識や技術を学ぶ機会にもなる。

　学校における救急処置の範囲は，①医療機関へつなぐまで，②保護者にわたすまで，③医療の対象とならない程度の処置に分けられる。緊急を要した場合は的確な判断をし，救急車を要請することも必要である。

(1)　重傷で緊急を要する場合の処置

　生命の危険に陥る傷病者に対する処置は，医師又は救急隊員に引き継ぐまでの一次救命処置である。全身状態を観察し，緊急度や重症度を判断し，心肺蘇生法，AEDの使用，出血の阻止，ショックの防止等を行う。

(2)　保護者または医療機関へ受診するまでの処置

　傷病を判断し，悪化を防止し，苦痛を緩和し，不安の軽減に努める。

例えば，骨折又は捻挫部位の固定，熱傷，捻挫等外傷部に対する冷罨法等の処置，症状により保温，安静にするなどがある。その他苦痛，不安の軽減などの処置がある。

医療機関へ移送する場合は事前に医療機関へ電話等で連絡をして，状況や状態を報告し，受け入れ可能かの確認をしておく。

(3) 医療の対象とはならない程度の軽微な傷病の処置

擦過傷，切り傷，刺し傷，熱傷・火傷，頭痛，腹痛，気分不良など一般の医療の対象とならない軽微な傷病に対しては保健室で処置を行う。観察，問診，視診，触診，バイタルサインの確認後，安静にして経過観察をする。それぞれの症状に対して，的確に処置しなければならない。

2 学校等における救急処置の原則

学校等における救急処置の原則は，次のような事項について留意しておく必要がある。

(1) 傷病や周囲の状況の把握

まず最初に落ち着いて症状の的確な判断をすることが大切である。外傷の場合は周囲の状況も併せて把握することが必要である。

内科的症状に対する処置に関しても保健室での休養で回復するのか，医療機関で医師の診断を受ける必要があるのかの判断が求められる。また心の問題に起因する場合もあるので，身体症状の訴えを適切にとらえ，考えられる要因を把握し，その後の対応につなげていく。

(2) 救急処置の判断

救急処置には，医療機関へつなぐまで，あるいは保護者に引きわたすまで，医療の対象とならない程度の処置があるので，症状によって的確な判断が求められる。

また同時に多人数の救急処置が必要になった場合には，症状によって緊急の度合いを判断し，緊急度の高いものを最優先しなければならない。緊急度や重症度についての判断と対応が求められる。

(3) 関係者および保護者への連絡

必要に応じて救急車の要請，医師への連絡，家族への連絡などがあげられる。医療機関への搬送の場合は，内容は5W1H，When「いつ－発生時刻」Where「どこで－発生場所，どこを－体の部位」Who「だれが・だれと」Why「どうして－原因」What「何をしていてどうなった－結果」How「どのようにした－状況」等の正確な情報を連絡する。

保護者には動揺を与えないように配慮しながら，必要事項を連絡する。また管理職をはじめ学校内の関係者と連絡を取る。

現場の確認や周りにいた人から様子を聞いたことも記録しておく。

⑷　医療機関への搬送

必要に応じて救急車の要請をする。救急車以外の移送手段は，原則としてタクシーを使用する。教職員の自家用車は使用しない。

⑸　事後処理と事後の確認

救急処置を行った後，傷病者の氏名，性別，学年，傷病の発生日時，場所，原因，部位，症状，処置の内容，処置後の状態などを正確に記録しておく。記録は事後の報告に必要なだけではなく，今後の救急処置計画や救急体制の整備，事故防止のため健康に関する指導に役立てることができる。

⑹　保健指導・安全教育

養護教諭の救急処置の特性は処置を行いながら保健指導も併せて行うことである。救急処置場面を通して，児童生徒等が自らの健康問題を解決・改善できるような取り組みをしていく。また保健指導は今直面している問題のみではなく日常場面での安全のための知識，行動を学習し，自分や他者の命を尊重し大切にし，日常生活の中で健康の保持増進につながるような指導が意識や行動変容につなげていく機会とする。

3　保健室での休養について

①保健室での休養の際は，「保健室来室者カード」（図5-6, 5-7, 5-8）に記入して状態を把握する。

「保健室来室者カード」は，一枚は担任へ，もう一枚は保健室記録用として保管しておくために複写が望ましい。

②保健室での休養に関しては教職員間で共通理解し，保護者にも伝えておく必要がある。

③緊急性がなければできれば休憩時間に来室するよう指導する。

④事後措置として，保健室利用者は，「保健室来室者カード」に利用時の様子等を記載し，担任へ返却する。必要があれば，保護者へ連絡をする。また，今後の対応で，配慮すべき点等があれば連携指導する。

保健室利用カード

月　日

年　　組　　番　氏名 _____

◇理　由　　腹痛　　頭痛　　吐き気　　気分不良　　つらい
　　　　　　その他（　　　　　　　　　　　　　　　　　　　　）

◇許可時刻　　　　時　　　分　　　　記入者 _____

担任の先生へ

利用時間　　　　　：　　　～　　　：　　　　保健室より

図5-6　保健室利用カード（例）

年　　組　　番　氏名　　　　　　　　男・女	来室時刻　　時　　分
ケガをした時刻　年　月　日（　）午前・午後　時　分	ケガの原因
場　合	
場　所	来室時の状況
	応急処置
ケガの症状と部位	

図5-7　保健室来室者カード（外科用）（例）

186

年　　　組　　　番　氏名　　　　　　　　　男・女	来室時の状況
来室時刻	年　　月　　日（　）午前・午後　　時　　分	
来室理由	いつから	
	部位	
	体温	
	脈拍	
気になることに○をしてください。 　1．睡　眠 　　　就寝時刻　　　　　　　　　起床時刻 　2．食　事 　3．排　便	処置及び指導

図5-8　保健室来室者カード（内科用）（例）

第3節 救急車要請の判断基準

　学校において救急車を要請する場合は，意識喪失，心肺停止，努力呼吸が続いている，気道閉塞，大きな外傷，大出血，ショック，歩行不可能，けいれん持続（特に初めてのけいれんは要注意），アナフィラキシーショック時のエピペン®使用後，中毒，広範囲の熱傷の場合，激痛の持続，である。また，医療機関に行く途中，状態が悪化すると予測される場合，その他一刻も早く処置した方が良い場合。地域によっては，受診が必要なのに搬送方法がない場合も含まれる。

　症状別にみると

①呼吸器症状：呼吸をしていない，息苦しい，話せない，口唇や爪の色が悪い。

②循環器症状：心臓が止まっている，脈が触れない，顔色が悪く冷汗をかいている，立っていられない。

③中枢神経症状：意識がない，失神して戻らない，頭部打撲の後，意識がない，けいれん，頭蓋骨が凹んでいる，事故後一見大丈夫そうでも明らかに衝撃を受けている場合。

　熱中症が疑われる，発熱，ひどい頭痛，意識がおかしい，ハチに多数箇所刺された等のアナフィラキシーショックの場合も救急車を要請する。

〔救急車要請の基準〕

①意識喪失・けいれんの持続するもの

②ショック状態の持続するもの

③激痛の持続するもの

④多量の出血を伴うもの

⑤骨の変形を起こしたもの

⑥大きな開放傷をもつもの

⑦広範囲の火傷をうけたもの

⑧アナフィラキシー・てんかん発作が疑われる場合

⑨その他判断に迷った場合

第4節　学校等における救急体制

1　連絡体制と連絡機関等

　緊急事態発生時に適切に対応するためには，救急体制を整備した上で，定期的な研修や訓練を実施し，学校として体制の組織化を図る必要がある。また，養護教諭をはじめとした教職員が，自分自身の役割を確認しておくことが重要である。さらに，事件・事故や災害の発生時等においても，速やかな対応が行えるよう，地域の医療機関等との連携体制を築いておくことが大切である（表5-1，図5-9）。

表5-1　連携を図る関係機関等

	いじめ	暴力行為	児童虐待	性の逸脱行為	薬物乱用
警察署	○	○	○	○	○
児童相談所	○	○	○	○	○
保健所			○	○	○
精神保健福祉センター			○	○	○
医療機関			○	○	○
民生委員・児童委員	○	○	○	○	

(1)　警察との連携

　学校内への不審者侵入など，緊急時には，ためらわずに110番通報することである。最初に「事件ですか，事故ですか」と聞かれる。電話口で質問に答えていけばよい。学校が，警察の協力を得て通報訓練を実施しておけば，要領を会得することができる。

(2)　児童相談所との連携

　学校，家庭，地域住民の相互の連携協力により子どもたちの健全育成を図るため，児童相談所は学校との連携を重視している。児童福祉の第一線の機関である児童相談所と学校が連携するに当たっては，互いの役割を十分に理解するとともに，できること・できないことを十分に認識し合い，「実のある連携」を図り，児童虐待等の困難な事例に対応していくことが求められている。

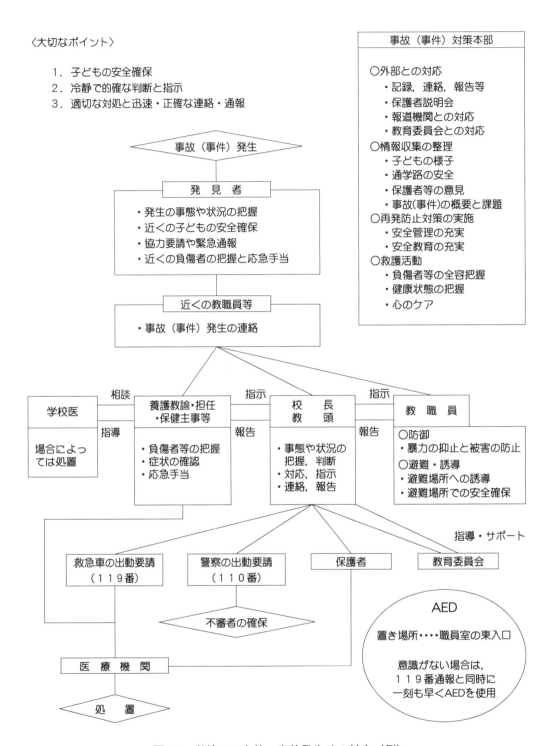

〈大切なポイント〉

1. 子どもの安全確保
2. 冷静で的確な判断と指示
3. 適切な対処と迅速・正確な連絡・通報

事故（事件）対策本部

○外部との対応
 ・記録，連絡，報告等
 ・保護者説明会
 ・報道機関との対応
 ・教育委員会との対応
○情報収集の整理
 ・子どもの様子
 ・通学路の安全
 ・保護者等の意見
 ・事故(事件)の概要と課題
○再発防止対策の実施
 ・安全管理の充実
 ・安全教育の充実
○救護活動
 ・負傷者等の全容把握
 ・健康状態の把握
 ・心のケア

事故（事件）発生

発 見 者
・発生の事態や状況の把握
・近くの子どもの安全確保
・協力要請や緊急通報
・近くの負傷者の把握と応急手当

近くの教職員等
・事故（事件）発生の連絡

学校医
場合によっては処置

相談
指導

養護教諭・担任・保健主事等
・負傷者等の把握
・症状の確認
・応急手当

指示
報告

校 長教 頭
・事態や状況の把握，判断
・対応，指示
・連絡，報告

指示
報告

教 職 員
○防御
 ・暴力の抑止と被害の防止
○避難・誘導
 ・避難場所への誘導
 ・避難場所での安全確保

指導・サポート

救急車の出動要請（１１９番）

警察の出動要請（１１０番）

保護者

教育委員会

不審者の確保

医 療 機 関

処 置

AED

置き場所・・・・職員室の東入口

意識がない場合は，
１１９番通報と同時に
一刻も早くAEDを使用

図5-9 学校での事故・事件発生時の対応（例）

⑶　保健所との連携

　保健所は地域保健法に基づき，都道府県，政令指定都市，中核市その他指定された市又は特別区が設置することと定められている公的機関で，感染症対策，精神保健医療，食品安全，生活環境安全などの分野における地域住民の健康や衛生を支える総合的な保健衛生行政機関である。

⑷　精神保健福祉センターとの連携

　精神保健福祉センターは精神保健及び精神障害者福祉に関する法律に基づき，都道府県及び政令指定都市が設置する。精神障害者に関する相談業務，社会復帰施設の運営や啓発事業の実施など精神保健福祉全般に関する相談業務をはじめとする心の健康に関する様々な業務を行う公的機関である。

⑸　民生委員・児童委員との連携

　民生委員・児童委員は，全国児童委員活動強化方策の趣旨を継承し，①地域から孤立した子育て・孤独な子育てをなくす取組の推進，②課題を抱える親子を発見し，必要な支援につなぐ取組の推進，③児童虐待の早期発見・早期対応，および子どもを犯罪被害等から守るための連携・協働の推進を重要課題として取組を行っている。

2　学校等に備えるべき救急薬品と衛生材料

1）保健室の備品

　1958年の学校保健法第19条に保健室の設置が制定された際に保健室の施設・設備の基準が示された。その後，1986年に当時の保健室の目的や機能に即して，文部科学省体育局が「保健室の備品等について」を通達し，保健室の備品の基準が示された。備品の品目および数量は学校種別，規模などに応じて適宜定めるものとされている。保健室の機能を十分発揮できるように，備品の購入計画を立てるなどして，その整備を図らなければならない。救急処置に必要な保健室の備品としては，表5-2に一例を示す。

表5-2　救急処置に必要な保健室の備品一覧

体温計	血圧計	聴診器	ペンライト	ピンセット	ピンセット立て	
毛抜き	爪切り	膿盆	洗眼びん	洗眼受水器	オートクレーブ	打腱器
舌圧子	松葉づえ	副木など				

最近では，自動血圧計や血中の酸素濃度を測定するパルスオキシメータ，オートクレーブ，AED，パソコン，プリンター，電話，洗濯機，乾燥機等の設置も望まれる。

2）救急薬品と衛生材料

救急薬品や衛生材料は，救急処置のために不可欠なもので，常に使用可能な状態で管理する必要がある。学校医，学校歯科医，学校薬剤師の指導のもとに購入し，使用方法を確認し適切に使用しなければならない。

救急薬品や衛生材料は，体育館や職員室など，保健室以外の場所で，養護教諭以外の教職員が使用する場合もあるので，誰が使用してもわかるように表示する。保管場所を清潔に保ち，使いやすい状態にして準備しておき，養護教諭の管理のもとに定期的に点検し，使用後は補充しておかなければならない。

使用してはならない救急薬品がある児童生徒（薬品アレルギーを持っている者）については，保健調査票などから児童生徒の健康状態に関する情報を得るとともに，事前に学校に知らせてもらうよう保護者に連絡しておく。また，期限切れの救急薬品は，学校薬剤師の指導・助言を得て廃棄しなければならない。

⑴ 保健室の消毒薬など

消毒薬は，創面，皮膚に使用する第3類医薬品のきず消毒薬，手指や器具の消毒に使用する消毒用エタノール，塩化ベンザルコニウム液，次亜塩素酸ナトリウムなどがある。

⑵ 保健室の衛生材料など

保健室に備えておく衛生材料は，表5-3に示す通りである。学校の傷病の特徴にあわせ，学校医等と相談しながら常にそろえておく。

表5-3　保健室に備える衛生材料一覧

消毒用綿球	綿球入れ	脱脂綿	鼻栓	滅菌ガーゼ	絆創膏	湿潤療法パッド
ワセリン	ラップ	包帯	三角巾	眼帯	酸素ボンベ	酸素スプレー
水枕	冷却ジェル状枕		コールドスプレー		冷却ジェル	保冷シート
保温シート	カイロ	電気あんか		湯たんぽ	油紙	綿棒
マスク	タオル	バスタオル		ペーパータオルなど		

⑶ 携帯用救急カバン

救急カバンには，設置場所や活動状況に応じた薬品，衛生材料を準備しておく（表5-4）。

表5-4　救急カバンに準備するもの

消毒薬	湿布	虫刺され薬	絆創膏	包帯	ネット包帯	三角巾
体温計	ビニール袋	ガーゼ	滅菌ガーゼ	脱脂綿	ハサミ	爪切り
生理用品	使い捨て手袋	ポイズンリムーバー		呼気吹込み用具		冷却剤
メモ用紙	筆記用具	ペンライトなど				

3　養護教諭の役割

　救急処置は，養護教諭の主要な役割のひとつである。養護教諭の職務は，学校教育法第28条7項で「児童生徒の養護をつかさどる」と定められており，「養護をつかさどる」とは保健体育審議会答申により，児童生徒の健康を保持増進するための活動と捉えられている。昭和47年保健体育審議会答申及び平成9年保健体育審議会答申において示された主要な役割を踏まえて，現在，救急処置，健康診断，疾病予防を含む保健管理，保健教育，健康相談，保健室経営，組織活動などを行っている。

　養護教諭は救急処置においてもその専門性を活かし，関係者（担任，保護者，管理職，専門機関）との連携（報告・連絡・相談）をしながら対応していくことが必要である。

1）救急処置における養護教諭の役割

(1)　総合的判断

　症状の的確な見極めと医療機関等への受診等を含めて養護教諭が総合的に判断し，対応することが重要である。したがって，医療に関する確実な知識・技術の能力を高めるために，研さんを重ねることが大切である。

(2)　児童生徒への救急処置の実施

〈緊急時の対応の留意点〉

①児童生徒の生命に関わる出来事への対応には，迅速に適切な救急・救命処置を行い，生命の安全を最優先する。

②受診する医療機関は，保護者が決める。

③保護者には，状況を丁寧に説明し，誠意をもって対応する。

④事故発生時から記録をとり，事故の原因，発生後の措置についての問題点を明確にし，類似の事故の再発防止と安全管理，安全指導の徹底を図る。

⑤警察や報道機関への対応は，窓口を一本化する。

(3) **救急処置に伴う連携**

　学校保健安全法第10条（地域の医療機関等との連携）において，「学校においては，救急処置，健康相談又は保健指導を行うに当たっては，必要に応じ，当該学校の所在する地域の医療機関その他の関係機関との連携を図るよう努めるものとする。」と定められている。

　緊急事態発生時に適切に対応するためには，救急体制を整備し，学校としての体制の組織化を図ることが大切である。また，養護教諭不在時の救急体制についても，教職員が自らの役割を確認しておくことが必要である。さらに，事件・事故や災害の発生時等においても，速やかな対応が行えるよう，地域の医療機関等との連携体制を築いておくことが大切である。

(4) **救急処置の評価**

　救急処置の評価の視点（自己評価・他者評価）は以下のとおりである。

○救急体制について全教職員の共通理解を図ったか。

○救急箱，担架，AED等の整備及び位置が明示されており，周知されているか。

○事故発生時に教職員の役割分担のもとに速やかに行動できたか。

○傷病者等に対して的確な判断と処置ができたか。

○地域の医療機関等と連携ができたか。

○保健指導など適切な事後措置が行えたか。

○保護者及び関係者に対する連絡・報告等は適切であったか。

○管理職への報告は適切に行われたか。

○関係事項の記録をとり，適切に保管しているか。

○応急手当てに関する校内研修が企画され実施されたか。

(5) **校内研修の充実**

　学校管理下において傷病，事件・事故，災害等が発生した場合には，すみやかに適切な対応をとらなければならない。そのためには，全ての教職員が基本的な応急手当に関する知識や技術を身に付け，確実で迅速な対応ができることが必要である。これらのことから，校内研修の実施が求められる。養護教諭は，校内研修の企画・実施に積極的に参画し，指導者としての役割を果たすことが大切である。

　また，日頃から救急体制に関して教職員・児童生徒・保護者等に周知を図り，理解と協力を得ておくことが大切である。

4　体育の授業や運動部活動担当教員の役割

　学校における負傷・疾病の発生件数をみると（平成29年度），小学校では休憩時間中が最も多いが，次いで授業中が多く，中でも体育の授業が，授業全体の7割を占めている。また，中学校・高等学校では課外指導中が最も多いが，そのほとんどが運動部活動である。次いで多いのが授業中であり，そのうち体育の授業が，授業全体の約9割を占めている（第5章第1節参照）。以上のことから，体育の授業や運動部活動を担当する教員はけがの第一発見者となることが多く，最初に救急処置を行う重要な役割があるといえる。

1）体育の授業および運動部活動の担当教員に共通する役割

⑴　第一発見者としての迅速な救急処置

　授業の中でも体育の授業担当者および，中学・高校における運動部活動の担当教員は，傷病者の第一発見者となる場合が多い。そのため，養護教諭や他の教員に連絡するのはもちろん，養護教諭につなぐまでの間にも，迅速な救急処置が求められる場合もある。まず，その場で傷病者を安静にして動かさない方がよいのか，担架で安全な場所や保健室へ搬送するのか，あるいは，補助をすれば傷病者自身が移動できるのかを判断する。その上で，意識不明といった一刻を争うような場合には心肺蘇生を迅速に行いながら養護教諭や他の教員が来るのを待つ。また，一般的なけがの場合には，止血，冷却や固定，全身の保温，体位の確保などを施したり，搬送したりするなどの対応が求められる。

⑵　養護教諭や医療機関の正確な判断に必要な情報提供

　養護教諭が傷病者の重症度を判断し，医療機関へ移送するかどうかを判断する際，あるいは，医療機関で診断する場合にも，体育の授業や運動部活動の担当教員が把握した，より具体的で正確な傷病発生場面についての情報（例えば，どの程度の衝撃が加わったのか，どのくらいの高さから転落したか，どの程度のスピードで人とぶつかったのか，どのくらいの距離感でボールがぶつかったのか等）は重要な判断材料となる。

⑶　保護者への連絡・情報提供

　保護者に傷病の状態を連絡する際，養護教諭から傷病の状態を伝えるのに加え，体育の授業，部活動の担当教員からも具体的な発生場面について補足説明することで，より正確に情報が伝わるだけでなく，複数の教員の眼で対応してもらっていると感じてもらうことが可能になる。ただし，不安感の強い保護者には，状況をより具体的に伝えすぎることでかえって不安をあおる場合もあるので，どのように伝えるかには配慮が必要で

ある。

⑷ 傷病者以外の児童生徒への対応

傷病者発生後，授業や部活動をどう進行するのかを決定し，他の児童生徒へ指示することも担当教員の重要な役割である。

⑸ 傷病者のスムーズな復帰への環境づくり

傷病者が回復して教室や部活動に復帰する際に，これまで通りに過ごせるような環境づくりも重要である。例えば，傷病発生場面において，尿失禁や大量の出血，嘔吐，四肢の変形などがみられた場合，傷病者がその後，戻りにくいと感じたり，他の児童生徒が精神的ショックを受けたりすることがないよう，周りの児童生徒を事故現場から遠ざけたり，傷病者が見えないよう場の設定をしたりするなどの配慮も求められる。また，その後も継続して傷病者および周りの児童生徒の精神的な不安を取り除く対応が必要である。

⑹ 児童生徒が救急処置に参加する意欲をもてる指導

教員が傷病者の初期対応をする際や，目を離せず，人手が足りない場合には，一定学年以上の児童生徒に，養護教諭や管理職や他の教員を呼んで来てもらったり，担架やAEDを取って来てもらったり，傷病者を安全な場所へ搬送する際に協力してもらったりすることも有効である。そのために，日ごろから，児童生徒が自分も救急処置に関わりたいという意欲をもてるよう指導をしたい。

2）体育の授業担当教員の役割

⑴ 安全管理・安全教育を推進する役割

保健体育の授業は，小学校では担任または体育専科の教員が，中学・高校では，保健体育教員が担当している。中でも保健体育教員は，大学で救急処置や学校保健，解剖生理などを専門に学んだ立場から，養護教諭と連携して，学校全体の教職員や児童生徒に傷病予防についての安全管理・安全教育を推進していく役割も求められる。

⑵ 体育の授業における安全管理

体育の授業の開始前後における児童生徒の健康観察はもちろん，活動前にどのような行動が危険かを指導したり，授業開始前後の設備・道具の点検を徹底したりすることは事故防止の観点からも，また傷病の早期発見・早期対応のためにも必須である。

⑶ 養護教諭と連携した保健の授業における安全教育

保健の授業における「傷害の防止」に関わる内容において，自校で多い傷病や，その

発生場面，時間，曜日，部位などを教材化したり，養護教諭とチームティーチングで担当するなどの工夫をしたりすることで，傷病防止の指導をしていくことも求められる。

3）運動部活動担当教員の役割

(1)　救急処置を自ら実施する知識や情報収集

部活動は，自身がスポーツやその種目を経験したことがない教員でも担当する場合がある。しかし，活動は放課後や休日に単独で行われたり，学校外での練習や試合があったりすることから，傷病者が発生した場合，顧問教員が一人で救急処置をしなければならない場面が多々ある。そのため，日ごろから，専門的な知識を有する養護教諭や保健体育教員と連携・協力し，部員の健康状態を把握したり，救急処置についての知識を得たり，近隣の医療機関についての情報を把握したりしておく必要がある。

(2)　スポーツ外傷・障害予防の視点をもった指導

成長段階にある児童生徒では，心身の発育発達の個人差が大きく，体力やスキルの幅も広いため，スポーツ外傷・障害（コラム⑮参照）につながるケースが多い。そのため，児童生徒の生活状況やわずかな変化，痛み，疲労感，体調不良などを見逃さずに，養護教諭や医療機関に適切につなげるようにしたい。また，スポーツ外傷・障害を負った場合，けがの影響で筋力，スピード，柔軟性が低下するため，急性期の症状が治まっても，傷病者をいつから練習に参加させるかについては，養護教諭や医師など専門家の意見を聞き，リハビリテーションを段階的に行い，慎重にすすめたい（図5-10参照）。

(3)　部活動担当教員の役割の見直し

平成30年に，部活動担当教員の働き方改革に端を発した『運動部活動の在り方に関する総合的なガイドライン』において，運動部顧問は，「スポーツ医・科学の見地からは，トレーニング効果を得るために休養を適切に取ることが必要であること，また，過度の練習がスポーツ障害・外傷のリスクを高め，必ずしも体力・運動能力の向上につながらないこと等を正しく理解する」必要性が示された。これを受け，「週当

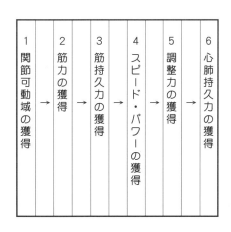

図5-10　リハビリテーションの6つのステップ

〔出典：魚住廣信（2013）新スポーツ外傷・障害とリハビリテーション 第2版，ナップ，p.59〕

たり2日以上の休養日を設けること，1日の活動時間は，長くとも平日では2時間程度」などの具体的な指針も示されている。部活動顧問教員の役割，部活動指導のあり方について問い直す必要がある。

(スポーツ庁『運動部活動の在り方に関する総合的なガイドライン』平成30年3月　https://www.mext.go.jp/sports/b_menu/shingi/013_index/toushin/__icsFiles/afieldfile/2018/03/19/1402624_1.pdf（2020/5/25 アクセス))

コラム⑭　オーバートレーニング症候群の予防と早期発見

　運動中に起きるスポーツ傷害には，急性のスポーツ外傷と慢性のスポーツ障害（オーバートレーニング症候群とも呼ぶ）がある。スポーツ障害は，発育期にある子どもたちに集中して起き，オーバートレーニング（過大なトレーニング負荷，過密なスケジュール，不十分な休息や栄養不足，精神的なストレス）が主な原因となっている。トレーニングが強すぎる場合の兆候として，運動を止めた後10分が経過しても息切れが続く，運動した日の夜の寝つきが悪い，運動した翌日目覚めが悪い，気分的にすっきりしないなどが挙げられる。子どもの日ごろの運動時の状態や痛みの訴えを見逃さないことが重要である。

〔引用参考文献〕
大島扶美監修・NPOライフサポート協会著（2009）【新装版】現場の疑問にきちんと答える　子どものスポーツ医学入門，ラピュータ，p.64，pp.100-101

コラム⑮　女子アスリートにみられる三主徴（FAT）

　女性の過度のスポーツ活動や減量を伴うスポーツ種目では，摂食障害，月経不順，骨粗しょう症がみられ，三主徴（FAT）と定義されている。これら三つの症状は相互に関連しており，FATを有するアスリートでは，疲労骨折を繰りかえすことが多いとされている。疲労骨折を発症すると，スポーツ活動が中断されるだけでなく，その後の選手生命を左右しかねない。成長期におけるトレーニングに関わる指導者は，女子アスリートの三主徴の予防対策について理解を深め，トレーニング強度・頻度の調整や体重コントロールに留意する。日常的な食生活におい

ては，バランスのとれた食事や，運動によるエネルギー消費量に見合ったエネルギー摂取量の維持を心がけるなど，家族や周囲のサポートが必要となる。もし，3か月以上月経がない場合や15歳でも初経発来しない場合（遅発月経）は，産婦人科の受診を勧めたい。

〔引用参考文献〕
金岡恒治，赤坂清和編集（2015）『ジュニアアスリートをサポートするスポーツ医科学ガイドブック』メジカルビュー社，p.20
日本スポーツ振興センター「女性アスリートの三主徴」https://www.jpnsport.go.jp/jiss/Portals/0/column/woman/seichoki_handobook_5.pdf（2020/5/25アクセス）

ここでは，事故を未然に防止する対策について，特に，養護教諭や保健体育教員が行う健康診断結果を活用した事故防止対策や保健体育の授業における事故防止対策活動を中心にまとめる。

1）児童生徒の健康状態の把握

(1) 定期健康診断結果の活用

定期の健康診断の結果から現在症・既往症のある児童生徒について，養護教諭，担任，保健体育教員，部活動顧問など，知っておく必要のある教職員で共有しておく。また，心臓病，腎臓病等や，アレルギー疾患用の小学校用，中学・高校用の学校生活管理指導表を活用し，主治医からどの活動ではどの程度，体育的，文化的活動，行事などにおいて制限が必要か指示をあおぎ，必要な場合には保護者や本人との健康相談を行う。

(2) 現在症・既往症のある児童生徒の保護者，主治医との連絡体制の整備

現在症・既往症を抱える児童生徒の保護者や主治医とすぐに連絡をとれる体制を整えておくことも重要である。また，守秘義務の観点から，必要最小限な教員で児童生徒の現在症・既往症を共有し，対応にあたる。

(3) 全教職員による健康観察

日常から全教職員で児童生徒の健康観察を行い，情報共有をする。

(4) 児童生徒による健康状態の把握と連絡

児童生徒も日ごろからお互いの健康状態を気にかけ，いつもと違うと気が付いた場合は教員に連絡に行く体制を整えておきたい。

(5) 運動器検診の活用

平成28年度から運動器検診が導入され，保健調査票（運動器）において，背骨の状態，関節の動きや痛み，片足立ちやしゃがみこみの可否などについての項目について，保護者がチェックをして学校へ提出することになった。養護教諭，担任や保健体育教員，部活動顧問は，事前に項目について観察をし，児童生徒の運動器に関する情報を収集しておき，保護者がチェックした項目とあわせて，学校所見欄に記載して学校医へ提出する。このような調査を活用し，スポーツ障害や運動器の疾患を早期に発見し，対応でき

るようにしたい（公益財団法人 運動器の健康・日本協会「学校での運動器検診」https://www.bjd-jp.org/guidance/guidance（2020/5/25アクセス）より）。

２）学校安全計画，各活動における安全指導計画の策定

⑴　学校安全計画の策定

　学校安全計画は，生活安全，交通安全，災害安全や体育活動に起因する事故防止に関する日常の点検・指導，計画的な点検・指導の観点から策定する。

表5-5　学校保健安全法施行規則に基づく安全点検

安全点検の種類	時期・方法等	対　象	法的根拠等
定期の安全点検	毎学期１回以上 計画的に，また教職員全員が組織的に実施	児童生徒等が使用する施設・設備及び防火，防災，防犯に関する設備などについて	毎学期１回以上，幼児，児童，生徒又は学生が通常使用する施設及び設備の異常の有無について系統的に行わなければならない（規則28条第１項）
	毎月１回 計画的に，また教職員全員が組織的に実施	児童生徒等が多く使用すると思われる校地，運動場，教室，特別教室，廊下，昇降口，ベランダ，階段，便所，手洗い場，給食室，屋上など	明確な規定はないが，各学校の実情に応じて，上記（規則28条第１項）に準じて行われる例が多い
臨時の安全点検	必要があるとき •運動会や体育祭，学芸会や文化祭，展覧会などの学校行事の前後 •暴風雨，地震，近隣での火災などの災害時 •近隣で危害のおそれのある犯罪（侵入や放火など）の発生時など	必要に応じて点検項目を設定	必要があるときは，臨時に，安全点検を行う（規則28条第２項）
日常の安全点検	毎授業日ごと	児童生徒等が最も多く活動を行うと思われる箇所について	設備等について日常的な点検を行い，環境の安全の確保を図らなければならない（規則29条）

〔出典：文部科学省（2019）学校安全資料「生きる力」をはぐくむ 学校 での安全教育，東京書籍，p.55 https://www.mext.go.jp/component/a_menu/education/detail/__icsFiles/afieldfile/2019/04/03/1289314_02.pdf（2020/5/25アクセス）〕

(2) **保健主事を中心にした全教職員の協力体制**

　全教職員で協力して組織的・計画的に実施できるよう保健主事を中心に協力を依頼する。

(3) **安全点検の種類と対象の周知**

　学校で行う安全点検については，学校保健安全法施行規則28～29条に定められており，表5-5のような種類と対象がある。

(4) **各活動における安全指導計画**

　各活動における指導計画では，ねらいを明確にし，安全に配慮した計画を立案することが重要である。さらに，環境（気温，天候）や児童生徒の状況（発育発達の状況，生活状況，体調，体力，技能など）に応じて，指導する中で計画を修正しながら進めることも必要である。

3）安全教育，安全管理

(1) 安全教育で育てる力

　安全教育では，主に，保健や体育の授業の中で行う学習を中心に，児童生徒が安全についての実践的，科学的理解をもつようにすすめていく。また，その場限りの禁止・制限など規制を中心にした指導ばかりにならないよう，さまざまな活動の中で，自分の行動や，周りの環境にどのような危険があり，なぜ危険なのか，どうすれば安全に過ごせるのかを児童・生徒自身が考え，判断・実践できるようになる指導の工夫をしていきたい。

①体育の授業や運動部活動における安全の指導

　体育の授業や運動部活動では，指導者が繰り返し安全指導や注意喚起を行い，活動を通して児童生徒の安全に関する判断力や身体能力等を育成し，危険を予測し回避することができるようにしていく。

②理科や家庭科における安全の指導

　実験・実習を伴う理科や家庭科の授業では，保健体育の授業の実技の授業にも共通するが，授業で用いる器具・用具を実際に用いた予備実験・実習などを行い，安全確認をする。また，活動内では，用具の正しい使用法についての指導や，どのような危険が発生しうるかの注意喚起も必要である。

③遠足や校外学習における安全の指導

　学外での施設を使用する場合には事前に実地踏査に行き，危険箇所の確認をし，対策をとり，傷病が発生した際に搬送する医療機関の確保をしておくことも必要である。

④休憩時間の安全指導

　小学校では休憩時間の事故が多い。そのため，遊びの中で使用してよい場所やもの，行ってよいことなどをある程度，限定するということも必要である。

⑵　安全管理としての安全点検

　安全管理は，安全教育と一体化して行うものであるが，定期的，日常的，臨時的に施設・設備の安全点検を行うことが中心となる。そのためには，教員が用具の保管・管理，使用の方法の正しい知識や安全点検の視点をもつことが重要である。また，活動前には指導者だけでなく，児童生徒の眼から見て危険であると感じている場所，ものはないかを共に安全確認をすることも必要である。教室等の安全点検表の例を表5-6，運動場，校地の安全点検の例を表5-7に示すので参考にされたい。

4）組織的対応

⑴　全教員が自校の傷病の特徴や傾向の把握

　全教員で，学校で起きる傷病の特徴や傾向を把握し，自校での特徴や傾向を比較検討することが必要である。どのような活動場面，どのような場所で，どういった傷病が発生しているのか，また，毎年のように繰り返し発生している傷病・状況はどのようなものかについて情報を共有する。

⑵　実践的な教職員の研修の実施

　定期的に心肺蘇生実習，エピペン®実習や学校危機が発生した際の危機管理マニュアルに沿って実際に教職員が動いてみる実践的な研修などが必要である。

⑶　緊急時における諸機関との連携

　緊急時の学校医，消防署，医療機関など近隣の諸機関や地域の住民との連絡体制を日ごろから整備することも必要である。

表5-6　安全点検表の一例（その１）

①教室等の安全点検表　　　　　　　　　　　　　　　　　　　点検実施日　　　令和　年　月　日

場所　　〇年〇組教室　　　　　　　　　　　　　　　　　　　点検者

	点 検 の 観 点	点検の結果 （〇・×）	不良箇所とその程度
1	床板の異常，移動，破損はないか		
2	机・いすの破損はないか		
3	窓・ドアのガラスや鍵の破損，故障はないか		
4	窓の転落防止手すりの異常，破損はないか		
5	窓下に足掛かりになるものはないか		
6	カーテン，カーテンレールに損傷はないか		
7	照明器具，スクリーン，時計，スピーカーなどが落ちそうになっていないか		
8	戸棚，ロッカーなどの転倒，移動の危険はないか		
9	戸棚，ロッカーなどからの落下物の危険はないか		
10	柱や内壁に剥離，亀裂はないか		
11	天井の破損，雨漏りはないか		
12	防犯用具は取り出しやすい箇所にあるか		
13	階段や踊り場に，物が放置されていないか		
14			
	＊点検の観点については，上記観点以外にも，各学校における独自の観点を検討し，追加・修正等を行う		

※「目視」「触診」「打音」「振動」「負荷」「作動」など複数の方法を組み合わせて点検を行う。

②プールの安全点検表　　　　　　　　　　　　　　　　　　　点検実施日　　　令和　年　月　日

場所　　プール　　　　　　　　　　　　　　　　　　　　　　点検者

	点 検 の 観 点	点検の結果 （〇・×）	不良箇所とその程度
1	プール周りの柵やブロック塀の破損や腐食はないか		
2	出入口に損傷がなく，使用時以外は施錠されているか		
3	プールの附属施設の破損，異常はないか		
4	プール及びプールサイドの床に破損や滑りやすさはないか		
5	コースロープや止め金の破損はないか		
6	排（環）水口の蓋がネジ・ボルト等で固定されているか		
7	プールに危険物，異物が混入していないか		
8	プールサイドに危険なものは放置されていないか		
9	水量は適切に管理されているか		
10	消毒剤等の保管は適切になされているか		
11	救助用具，救急薬品の点検整備がなされているか		
12			
13			
14			
	＊点検の観点については，「学校環境衛生管理マニュアル［平成30年度改訂版］」（文部科学省）を参考にするなど，上記観点以外にも，各学校における独自の観点を検討し，追加・修正等を行う ＊「学校における水泳プールの保健衛生管理（平成28年度改訂）」（公益財団法人日本学校保健会）		

※「目視」「触診」「打音」「振動」「負荷」「作動」など複数の方法を組み合わせて点検を行う。

〔出典：文部科学省（2019）学校安全資料「生きる力」をはぐくむ 学校 での安全教育（別表・付録），東京書籍，p.147
https://www.mext.go.jp/component/a_menu/education/detail/__icsFiles/afieldfile/2019/05/15/1416681_02.
pdf（2020/5/25アクセス）〕

表5-7　安全点検表の一例（その２）

③ 運動場・校地の安全点検表　　　　　　　　　　　　　　　点検実施日　　　令和　年　月　日
場所　　運動場・校地　　　　　　　　　　　　　　　　　　　点検者

	点　検　の　観　点	点検の結果 （○・×）	不良箇所とその程度
1	石，ガラス片，凹凸などによる危険はないか		
2	排水口や側溝につまりはないか		
3	水飲み場，足洗い場の破損はないか		
4	サッカーゴールは固定されているか		
5	サッカーゴールの溶接部分に破損はないか		
6	バックネットに破損，腐食はないか　転倒の恐れはないか		
7	掲揚塔等の腐食や転倒のおそれはないか		
8	樹木に邪魔な枝はないか		
9	校門，塀や柵に破損，ひび，腐食はないか		
10	訪問者のための案内，入口明示等の立て札，看板等の破損はないか		
11	登下校時以外は校門が閉められているか（校門が閉鎖できる場合）		
12	防犯カメラ，インターホンは正しく作動しているか		
13	死角の原因となる立木等の障害物はないか		
14			
	＊点検の観点については，上記観点以外にも，各学校における独自の観点を 　検討し，追加・修正等を行う		
※「目視」「触診」「打音」「振動」「負荷」「作動」など複数の方法を組み合わせて点検を行う。			

④遊具等の安全点検表　　　　　　　　　　　　　　　　　　　点検実施日　　　令和　年　月　日
場所　　運動場の遊具　　　　　　　　　　　　　　　　　　　点検者

点　検　の　観　点	点検の結果 （○・×）	不良箇所とその程度
1　ブランコ		
・支柱のぐらつき，腐食，亀裂や基礎の露出はないか		
・着地面や周辺に石などはないか		
・着座部の破損，金具の摩耗・緩みはないか		
・吊り金具，チェーンの破損・摩耗はないか		
2　すべり台		
・支柱，登行部，落下防止柵などのぐらつき，腐食，亀裂や基礎の露出はないか		
・着地面や周辺に石などはないか		
・滑降面に突起物などはないか		
・ひも等が引っ掛かりやすい隙間等はないか		
3　ジャングルジム		
・支柱のぐらつき，腐食，亀裂や基礎の露出はないか		
・着地面や周辺に石などはないか		
4		
＊点検の観点については，「都市公園における遊具の安全確保に関する指針（改訂版）」（平成20年 8月国土交通省）を参考にするなど，上記観点以外にも，各学校における独自の観点を検討し， 追加・修正等を行う		
※「目視」「触診」「打音」「振動」「負荷」「作動」など複数の方法を組み合わせて点検を行う。		

〔出典：文部科学省（2019）学校安全資料「生きる力」をはぐくむ 学校 での安全教育（別表・付録），東京書籍，p.146
https://www.mext.go.jp/component/a_menu/education/detail/__icsFiles/afieldfile/2019/05/15/1416681_02.
pdf（2020/5/25アクセス）〕

第6節　安全教育としての応急手当

1）養護教諭や保健体育教員が児童生徒の応急手当の知識と技能を育てる

　養護教諭や保健体育教員は，自身が専門的な立場から適切な救急処置を行うという重要な役割をもつ。加えて，児童生徒に，学校を卒業後，自ら傷病を防ぎ，傷病が発生した際に適切な応急手当のできる力を身に付けさせる役割も担っている。

2）新たに加わった応急手当の技能の習得

　小学校から高校までの保健の授業において，平成29年〜30年に告示された学習指導要領解説では，児童生徒が応急手当の知識だけでなく，技能を習得することが学習の目標・内容として位置づけられた。

　応急手当について学習する中心的な場面は，小学5年，中学2年，高校1年における保健の授業である。主な学習内容は，以下の通りである（新たに加わった技能に関わる内容には著者が下線を付した）。

3）小学5年生が学習する応急手当の知識・技能

・けがの手当

ア．けがをしたときには，けがの悪化を防ぐ対処として，けがの種類や程度などの状況をできるだけ速やかに把握して処置すること，近くの大人に知らせることが大切であることを理解できるようにする。また，自らできる簡単な手当には，傷口を清潔にする，圧迫して出血を止める，患部を冷やすなどの方法があることを理解できるようにする。

イ．すり傷，鼻出血，やけどや打撲などを適宜取り上げ，実習を通して，傷口を清潔にする，圧迫して出血を止める，患部を冷やすなどの自らできる簡単な手当ができるようにする。

〔出典：文部科学省（2018），5年生対象「けがの防止」，小学校学習指導要領解説体育編（平成29年告示），東洋館出版社〕

　以上のように5年生では，すり傷の傷口を洗う，鼻出血の止血，やけどや打撲の部位

を冷やすなどの手当ての方法を理解し，実践できるようにすることが目標となっている。

4）小学校低学年からの応急手当の指導

　5年における保健の授業で学習する以前から，多くの児童生徒は傷病を経験する。そのため，低学年のうちから，まずは，けがや体調不良の時には，担任の先生，養護教諭や周りの友達に伝えること，周りにけがをした人や体調不良の人がいた場合にも先生に伝えること，自分で保健室に行けるように指導を行っていく。その後，徐々に段階を経て，保健室に行く前に，擦り傷や切り傷で傷口が汚れているときは水で洗うこと，さらに，出血している場合は，ティッシュや清潔なハンカチで押さえて周りの人が触れないようにすることなどが実践できるよう年齢に応じて指導したい。

5）小学生における心肺蘇生への協力・参加

　小学生では，体格や力の問題から心肺蘇生の技能は保健の学習内容として取り上げられていない。しかし，小学生でも傷病者を救ったというニュースも見られることから，倒れている傷病者を見つけた場合に，他人事と思わずに自分もできることをしたいという意欲をもったり，大人を呼ぶ，AEDをもってくるなど自分にできることをしたり，より迅速な対応が重要であることや手順について理解したりできるよう指導する必要がある。保健の授業以外のさまざまな行事や活動場面にも，応急手当の学習を取り入れていくことが望まれる。

6）中学2年生が学習する応急手当の知識・技能

・応急手当の意義と実際
ア．応急手当の意義：傷害が発生した際に，その場に居合わせた人が行う応急手当としては，傷害を受けた人の反応の確認等状況の把握と同時に，周囲の人への連絡，傷害の状態に応じた手当が基本であり，迅速かつ適切な手当は傷害の悪化を防止できることを理解できるようにする。その際，応急手当の方法として，止血や患部の保護や固定を取り上げ，理解できるようにする。また，心肺停止に陥った人に遭遇したときの応急手当としては，気道確保，人工呼吸，胸骨圧迫，AED（自動体外式除細動器）使用の心肺蘇生法を取り上げ，理解できるようにする。その際，必要に応じて医師や医療機関などへの連絡を行うことについても触れるようにす

る。

イ．応急手当の実際：<u>胸骨圧迫，AED（自動体外式除細動器）使用などの心肺蘇生法，包帯法や止血法としての直接圧迫法などを取り上げ，実習を通して応急手当ができるようにする。</u>

〔出典：文部科学省（2019），２年生対象「傷害の防止」，中学校学習指導要領（平成29年告示）解説保健体育編，東山書房〕

　中学校では，包帯法や直接圧迫止血法を理解し，実践できるようになることを目標としている（図5-11）。さらに，小学校では取り上げられていなかった心肺蘇生法のうち，胸骨圧迫やAEDが実践できるようになることも加えられている。

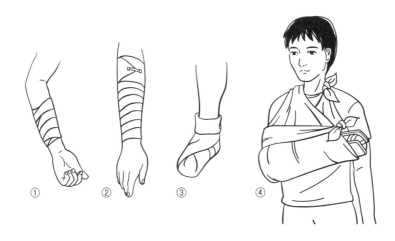

図5-11　中学校保健教科書で取り上げられる実習の例
①直接圧迫止血法　②包帯法　巻き包帯（腕）　③包帯法　三角巾（足を包む）　④固定法　前腕の骨折の場合

7）高校１年生が学習する応急手当の知識・技能

・応急手当
ア．応急手当の意義：適切な応急手当は，傷害や疾病の悪化を防いだり，傷病者の苦痛を緩和したりすることを理解できるようにする。また，自他の生命や身体を守り，不慮の事故災害に対応できる社会をつくるには，一人一人が適切な連絡・通報や運搬も含む応急手当の手順や方法を身に付けるとともに，自ら進んで行う態度が必要であること，さらに，社会の救急体制の整備を進めること，救急体制

を適切に利用することが必要であることを理解できるようにする。

イ．日常的な応急手当：日常生活で起こる傷害や，熱中症などの疾病の際には，それに応じた体位の確保・止血・固定などの基本的な応急手当の方法や手順があることを，実習を通して理解し，応急手当ができるようにする。

ウ．心肺蘇生法：心肺停止状態においては，急速に回復の可能性が失われつつあり，速やかな気道確保，人工呼吸，胸骨圧迫，AED（自動体外式除細動器）の使用などが必要であること，及び方法や手順について，実習を通して理解し，AED などを用いて心肺蘇生法ができるようにする。その際，複数人数で対処することがより有効であること，胸骨圧迫を優先することについて触れるようにする。〜略〜

〔出典：文部科学省（2018），1年生対象「安全な社会生活」，高等学校学習指導要領（平成30年告示）解説保健体育編，東山書房〕

高校では，体位確保，止血，固定といった応急手当てに加え，気道確保や人工呼吸を加えた一連の心肺蘇生法が実践できるようになることを目標としている。

8）応急手当の実習を取り入れるねらい

高校の学習指導要領解説における内容の取扱いでは，「実習を取り入れるねらいは，技能を習得することだけでなく，実習を自ら行う活動を重視し，概念や原則といった指導内容を理解できるようにすることに留意する必要がある。」ことも取り上げられている。つまり，単にできるようになるだけでなく，何のためにそういった応急手当が必要なのか，その応急手当でどういった効果をねらっているのか等，実施方法の根拠について理解したり，あるいは，さまざまな場面を想定して学習した内容をどう活用するかを考えたりする学習の工夫も必要であろう。

9）応急手当を学習する機会や場面の確保

保健の授業における応急手当の学習時間は，小学校では1時間程度，中学校，高校で多くても2〜3時間程度である。そのため，授業のみでは，十分に知識や技能を定着させることは難しい。よって，授業後，実際に児童生徒自身が傷病に遭遇した場面や，友人が傷病を負った場面で，養護教諭や体育の授業や部活動の担当教員が，学習した内容・方法についての振り返りを促したりし，児童生徒が自身で応急手当をする場面を繰り返し体験し，習得できるようにしていくことが重要である。

コラム⑯　小学生の心肺蘇生学習について

　平成23年９月に，さいたま市の小学校６年生，桐田明日香さんが駅伝の練習中に心停止となり，同様にAEDが使用されることなく翌日に亡くなった。明日香さんの事故では，ご両親とさいたま市教育委員会が協力し，詳細な事故の検証，原因究明が行われた。その結果，死戦期呼吸と呼ばれるゆっくりとあえぐような異常な呼吸をしていたため，教員たちが心肺蘇生は不要と判断を誤った。明日香さんの事故を教訓とした，教員研修等のためのテキスト「体育活動時等における事故対応テキスト〜 ASUKAモデル〜」では，普段通りの呼吸があるかわからない場合も胸骨圧迫やAEDの使用を開始することの重要性が強調されている。小学生に心肺蘇生やAEDの練習は早すぎるとの意見もあるが，命の大切さを感じ，助け合いの心を育むには小学生が最適という意見もある。実際に小学６年生が心停止になった父親に胸骨圧迫をして救命できた事例もあることから，小学生から子どもたちの「発達段階に応じて」繰り返し学ぶことで，心肺蘇生とAEDに関わる知識が定着し，いざというときに行動を起こすことが当たり前となるとの指摘がある。

〔引用文献〕
①NHK「命を救うAEDと心肺蘇生」（視点・論点）http://www.nhk.or.jp/kaisetsu-blog/400/281591.html（2020/5/25アクセス）
②さいたま市教育委員会「体育活動時等における事故対応テキスト〜 ASUKAモデル〜」平成24年 9 月30日　https://www.city.saitama.jp/003/002/013/002/p019665_d/fil/asuka.pdf（2020/5/25アクセス）

第 **6** 章

災害時の応急手当

第1節 救助の原則

1 災害とは

　災害の定義は，様々存在するが，「災害対策基本法」第二条では，「暴風，豪雨，豪雪，洪水，高潮，地震，津波，噴火その他の異常な自然現象または大規模な火事もしくは爆発その他その及ぼす被害の程度においてこれらに類する政令で定める原因により生ずる被害」と定義している。つまり，災害とは自然災害などにより，私たちの生活が壊され社会生活に損害を受ける事態のことであり，たとえ無人島で大規模地震が発生したとしても，それは自然現象であり，災害とは呼ばない。また，災害は発生する原因によって自然災害と人為災害に大別できる。自然災害は，地震，津波，火山噴火，火砕流，台風，鉄砲水，洪水，地滑り，干ばつ，土石流，竜巻，雪崩などが含まれ，人為災害は，大型交通災害（航空機，列車，船舶），工場爆発，化学物質や放射性物質の漏洩，炭鉱事故，テロリズムなどが含まれる。

　また，都市型災害と地方型災害にも分類される。都市型災害は多数の被災者が発生し易く，ライフラインの途絶や複雑な建築物などによる様々な災害が生じる。地方型災害は交通の便が悪い，病院が少ない，援助物資や患者の搬送が困難などの理由から孤立化が問題となる。

　災害はいつどこで起こるかわからない。家庭や職場，学校，屋外等，発生した場所で迅速に避難や救助活動を行い，命を守ることが重要である。救助における原則[1]は以下のとおりである。

①救助者自身の安全を確保すること

②周囲の状況を観察し，二次災害の防止に努めること

③原則として医薬品を使用しないこと

④あくまでも医師または救急隊などに引き継ぐまでの一次救命処置と応急手当にとどめること

⑤必ず医師の診療を受けることをすすめること

⑥死亡の診断を行わないこと

2　災害現場におけるトリアージ

1）災害時の3Tの原則

　災害などにより傷病者が多数発生する現場では，一刻も早く治療の優先順位を決定し，必要な応急処置を行い，医療機関への搬送が求められる。つまり，3T（Triage トリアージ，Treatment 治療，Transport 搬送）を迅速に実施することが傷病者の救命につながる。災害時は，傷病者のトリアージを行い，応急処置の優先度（緊急度）や搬送順位を決定し，トリアージで緊急度の高い傷病者から応急処置を行い，搬送先医療機関の状況や収容力等を考慮し，後方搬送・広域搬送を行う[2]。

2）トリアージとは（目的，実施者，方法）

　トリアージとは，災害発生時などに多数の傷病者が発生した場合に，傷病の緊急度や重症度に応じて治療優先度を決め，傷病者を傷病の緊急度や重症度に応じて，いくつかのクラスに分ける（表6-1）作業のことであり，救急医療や災害医療において欠かせない。災害時の医療救護に当たっては，現存する限られた医療スタッフや医薬品等の医療機能を最大限に活用して，可能な限り多数の傷病者のケアにあたることが必要である[2]。

　大災害時には多数の医療従事者や医療救護班が被災地に参集し，共同作業を行っているため，各場面におけるトリアージの結果をだれが見ても容易に理解でき，直ちに次の行動に生かすことができるよう表示されている必要があり，この目的で用いられるのがトリアージタッグ[1]（図6-1）である。トリアージタッグの0（黒），I（赤），II（黄），III（緑）は，表6-1のトリアージカテゴリ及びSTART法の0（黒：無呼吸群，死亡群），I（赤：最優先治療群），II（黄：待機的治療群），III（緑：保留群）と統一されている（表6-1）。トリアージタッグは原則として右手首につけることとされているが，この部分が負傷したり，切断されたりしている場合には，左手首，右足首，左足首，首の順でつける部位を変える。

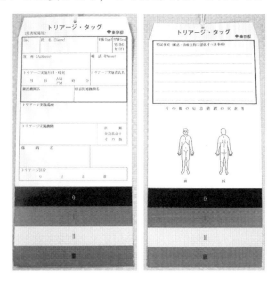

図6-1　トリアージタッグ

表6-1　トリアージカテゴリ

順位	分類	識別色	傷病状態及び病態	具体的事例
第1順位	最優先治療群（重症群）	赤色（I）	生命を救うため，直ちに処置を必要とするもの。窒息，多量の出血，ショックの危険のあるもの	気道閉塞，呼吸困難，意識障害，多発外傷，ショック，大量の外出血，血気胸，胸部開放創，腹腔内出血，腹膜炎，広範囲熱傷，気道熱傷，クラッシュシンドローム，多発骨折，など
第2順位	待機的治療群（中等症群）	黄色（II）	ア　多少治療の時間が遅れても，生命には危険がないもの。 イ　基本的にはバイタルサインが安定しているもの	全身状態が比較的安定しているが，入院を要する以下の傷病者：脊髄損傷，四肢長管骨骨折，脱臼，中等度熱傷，など
第3順位	保留群（軽症群）	緑色（III）	上記以外の軽易な傷病で，ほとんど専門医の治療を必要としないものなど。	外来処置が可能な以下の傷病者：四肢骨折，脱臼，打撲，捻挫，擦過傷，小さな切創及び挫創，軽度熱傷，過換気症候群，など
第4順位	無呼吸群	黒色（0）	気道を確保しても呼吸がないもの	圧迫，窒息，高度能損傷，高位頸髄損傷，心大血管損傷，心臓破裂等により心肺停止状態の傷病者
	死亡群		既に死亡しているもの，又は明らかに即死状態であり，心肺蘇生を施しても蘇生の可能性のないもの	

〔出典：東京都福祉保健局（2019）トリアージ研修テキスト　トリアージハンドブック, p.34〕

第2節　災害時の応急手当の理解と手技

1　災害による健康への影響

　災害が及ぼす人々の健康への影響は，災害の種類により様々である。そのため，起こりうる傷害や疾病を理解した上で，迅速な対応及び応急手当ができるように日頃から備えておく必要がある。災害による特徴的な傷病は表6-2のとおりである。

　その他，外科系疾患としてはクラッシュ症候群（圧挫症候群），コンパートメント症候群，内科系疾患としては感染症があげられる。また，災害のストレスから生じる急性ストレス障害（ASD）や心的外傷後ストレス障害（PTSD）がある。以下，項目ごとに概要を説明する。

表6-2　災害による特徴的な傷病

自然災害	地震	建造物の倒壊による物理的外傷（挫滅創，骨折，切創，脊髄損傷，頭部・胸部・腹部打撲，出血など）
	津波	溺水・溺死（誤嚥による肺炎，低体温，窒息） 漂流物による物理的外傷（擦過傷，打撲，切創，出血，脊髄損傷など）
	風水害(洪水，台風・竜巻)	溺水・溺死（誤嚥による肺炎，低体温，窒息） 漂流物や落下物による物理的外傷（擦過傷，打撲，切創，出血，脊髄損傷など） 土砂崩れによる生き埋め（窒息，外傷）
	火山爆発 火砕流	火砕流との接触（熱傷） 高温ガスや火山灰の吸入（気道熱傷，硫化水素ガス中毒，呼吸障害）
	干ばつ	食糧供給不足による飢餓（栄養失調，脱水，感染症の蔓延）
人為災害	列車事故	列車のスピード，車両数，乗客数により重症度は異なるが，急激な外力が加わることによる物理的外傷（圧死，肺挫傷，頭部外傷，多発外傷，血気胸など）
	爆発	急激な気圧の変化による管空臓器損傷（爆裂肺，爆裂創，鼓膜損傷など） 爆風による物理的外傷（頭部外傷，腹部外傷，全身打撲など） 有毒ガス発生の吸入によるガス中毒
	化学物質事故	工場での漏出，爆発，火災や搬送中の事故などで放出された化学物質の組成により起きる皮膚障害，眼障害，呼吸・循環器障害など 有毒物質の流出による中毒

〔文献1）を元に作成〕

1）クラッシュ症候群（圧挫症候群）

　クラッシュ症候群とは，「長時間の四肢の圧挫，長時間の運動制限あるいは股関節や肩関節における異常屈曲などにより発生する症候群[3)]」のことで，地震による建物の倒壊などで長時間にわたり四肢や臀部を圧迫され続け，その後解放されることで起こる病態である。圧迫部位や時間などによっては，圧迫の解除後に，破壊された筋肉から発生するカリウム等が血液を介して全身に回り，急性腎不全やショックなどの全身症状を起こし，死に至ることもある。そのため，倒壊物から救出された人が軽症であっても，クラッシュ症候群の危険性を考え，医療機関に搬送する。

2）コンパートメント症候群

　コンパートメント症候群とは，骨折や打撲などの外傷が原因で筋肉組織などの腫脹がおこり，区画（複数の筋肉がある部位では，いくつかの筋ごとに，骨，筋膜，筋間中隔などで囲まれた区画（コンパートメント）に分かれて存在する）の内圧が上昇し，その中にある筋肉，血管，神経などが圧迫され，循環不全のため壊死や神経麻痺をおこす[4)]ことである。急激な疼痛や腫脹，変形がある場合は直ちに医療機関に搬送する。応急手当として，患部の安静，冷却，圧迫及び固定，挙上のRICE処置を行う。

3）感染症

　災害時の場合，清潔な水の確保がなされない，排泄物の除去ができず衛生状態が保たれない，適切な空調を整えられないなどにより，感染症が拡大するおそれがある。また，災害時の避難所生活では，感染性胃腸炎や呼吸器感染症などが懸念されるため，避難所での衛生管理や感染症対策をしっかりと行う必要がある。具体的な対策としては，日本環境感染学会の「避難所における感染対策マニュアル[5)]」や，厚生労働省の「災害時における避難所での感染症対策[6)]」として示されている「流水で手洗いできない場合の手指消毒について」「避難所内のトイレの衛生管理について」のリーフレットが参考になる。また，厚生労働省は，避難所生活での健康の守り方について，「生活支援ニュース第1号[7)]」を発行しており，心と体の健康のために気を付けることとして「まわりの人や子どもが不安を感じているときの対応方法」「生活や身のまわりで注意すること」「病気の予防」等を紹介している。さらに，国土交通省は「災害時のトイレ，どうする？[8)]」と題したパンフレットを作成し，災害直後のトイレ利用の留意点や安心できるトイレの環境づくりの方法などについて解説している。

4）急性ストレス障害（ASD），心的外傷後ストレス障害（PTSD）

　災害のストレスにより生じる急性ストレス障害（ASD）や心的外傷後ストレス障害（PTSD）へのこころのケアも重要な支援の一つである。ASDは衝撃体験のすぐ後にストレス反応として様々な症状が現れ，徐々に回復していくのに対して，PTSDは一か月以上も長く症状が続く。ストレス反応は，急性期，反応期，修復期，復興期の4つの反応期に分けて考えられ，時間の経過とともに変化するため，時間の経過と被災者の反応[9]（表6-3）により適切なこころのケアが求められる。

表6-3　時間の経過と被災者の反応

反応／時期		急性期 発生直後から数日	反応期 1〜6週間	修復期 1ヵ月〜半年
身体		心拍数の増加 呼吸が速くなる 血圧の上昇 発汗や震え めまいや失神	頭痛 腹痛 疲労の蓄積 悪夢・睡眠障害	反応期と同じだが徐々に強度が減じていく
思考		合理的思考の困難さ 思考が狭くなる 集中力の低下 記憶力の低下 判断能力の低下	自分の置かれた辛い状況がわかってくる	徐々に自立的な考えが出来るようになってくる
感情		茫然自失 恐怖感 不安感 悲しみ 怒り	悲しみと辛さ 恐怖がしばしばよみがえる 抑鬱感，喪失感 罪悪感 気分の高揚	悲しみ 淋しさ 不安
行動		いらいらする 落ち着きがなくなる 硬直的になる 非難がましくなる コミュニケーション能力が低下する	被災現場に戻ることを怖れる アルコール摂取量が増加する	被災現場に近づくことを避ける
主な特徴		闘争・逃走反応	抑えていた感情が湧き出してくる	日常生活や将来について考えられるようになるが災害の記憶がよみがえり辛い思いをする

〔出典：日本赤十字社（2008）災害時のこころのケア，p.10〕

2 災害場面を想定した応急手当

災害時には，まずは自身の安全を確保しながら，被災者自身ができることは自分たちで行うことが求められる。そして，周囲と協力しながら互いに助け合い救助にあたる。医療従事者へ引き継ぐまでの一次救命処置や応急手当を迅速かつ適切に行うことで，健康への被害を最小限に抑えることができる。そのため，私たちは日頃から一次救命処置や応急手当に関する知識及び技術を身につけておくことが必要である。また，災害時に備えて緊急時に対応が可能な医療機関も調べておくことが重要である。

ここでは，地震，火災，台風・豪雨の災害場面を想定した応急手当についてと，災害時の心のケアについて述べる。

1）地震時

室内で地震にあったら，丈夫な机やテーブルの下にもぐり，頭をクッションや防災頭巾などで保護しながら，揺れがおさまるのを待つ。

地震の揺れがおさまり，自身の安全が確認できてから，周囲の人と協力し合いながら安否を確認する。負傷者を発見したら，周囲の人と協力して安全な場所に移動し，応急手当を行う。倒壊物の下敷きになっている人を発見した場合は，ただちに救急隊員に知らせて救助を待つ。場合によっては周囲の人と協力して救出することも必要である。下敷きから救出された人が軽症であっても，クラッシュ症候群（前述P216参照）の危険性を考えて，医療機関へ搬送する。

地震後に津波が来たり，土砂崩れが起きたり，火災が発生することもあるため，避難場所は予め決め，確認しておくことは必要であるが，地震後の二次災害を想定して，規模や状況に応じて避難場所は何カ所か設定しておくと良い。

2）火災時

出火が小さければ消火できるが，燃え上がった火は消火が難しいため，ただちに避難する。その際は，可能であれば，火が出た部屋を閉めて空気の流れを遮断する。煙には吸い込むと命の危険がある有毒ガスが含まれるため，煙から身を守りながら避難することが重要である。ぬらしたタオルやハンカチで口と鼻を覆いながら，姿勢を低くして移動する。煙は上へと昇る性質があるので，姿勢を低く保てば，視界がよく，きれいな空気を吸うことができる。

衣服に火がついた時は，①止まる，②倒れる，③転がることにより被害を抑えることができる。走ると火の勢いが大きくなるため，止まってその場に倒れ，地面に火を押しつけるように転がって火を消すと良い。火傷をした時は十分な水で冷やし，重症度に応じた応急手当（第4章第1節12参照）を行う。

　火災時は，外見上は火傷がなくても，煙に含まれる有毒ガスの吸入による有毒ガス中毒，燃焼などで生じた熱い空気や微細な化学物質を吸い込むことにより起こる気道熱傷の危険性が潜んでいる。呼吸困難，意識障害がみられる場合は，救急車を要請する。

3）台風・豪雨

　台風は，気象庁の警報などの防災情報を利用して，被害を未然に防いだり軽減したりすることが可能である。外出を控える，速やかに避難所に移動するなどして，命を守るよう行動する。台風の強風や豪雨によって，転倒に伴う骨折等のけがを負った場合は，安全な場所に移動して，応急手当（第4章第1節4参照）を行う。

4）心のケア

　災害にあうと，生死の危機にさらされる，恐ろしい思いをする，けがをする等の危機的ストレスや，食料・水・生活物資の不足，集団生活，プライバシーの欠如等の避難ストレスが生じて，様々な心の不調が現れる（表6-3参照）。そのような場合は，被災者に寄り添いながらニーズを確認し，被災者が話をしたいときには傾聴することが求められる。無理強いをしたり焦らしたりするのではなく，相手の話に耳を傾けることが重要である。また，今はだれとも話したくない場合でも，話したいときにはいつでも話を聴くという姿勢を見せることで，安心感を与えることができ，気持ちの落ち着きへとつながる。また，心の不調の改善には，規則正しい生活や適度な運動，深呼吸をするなどの呼吸法が有効であることを伝えることも重要である。緊急性および必要性があれば，より専門性の高い支援を受けることができる医療機関，福祉施設，相談機関につなげて，精神科医や臨床心理士などの精神保健の専門家を紹介する。

３　災害への備え

　2011年3月11日に起きた東日本大震災は，多大なる被害をもたらしたとともに，多くの国民に様々な影響を及ぼした。

石巻市立大川小学校は，多くの児童や教職員が津波に襲われ犠牲となった。その事故の直接的な要因は避難開始の意思決定が遅く，かつ避難先を河川堤防付近としたことにあった[10]。しかしその背後には，「学校における防災体制の運営・管理がしっかりとした牽引力をもって進められず，また教職員の知識・経験も十分でないなど，学校現場そのものに関わる要因」「津波ハザードマップの示し方や避難所指定のあり方，災害時の広報・情報伝達体制など，災害対策について広く社会全体として抱える要因」[10] があった。

　これらの教訓も踏まえ，災害への備えとして，地域や自治体，職場などと共に組織的に検討し，全員で共有しておくこと，また，①体制整備と備蓄，②点検，③避難訓練[11]を日頃から行うことが非常に重要である。

(1)　体制整備と備蓄

①備品や物品の備蓄

②地域や自治体と検討を重ねた体制整備

③実態にあった防災マニュアルの作成

④2次災害を想定した準備体制

⑤適切な避難場所や経路の明記および避難指示の手順の明確化

⑥災害発生時や避難生活時に必要とする物資のリストアップおよび保管

(2)　点検

①施設及び設備（建物，天井材，外装材，照明器具，家具等）の安全点検

②家具等の転倒防止策（固定，棚の上に重い荷物を置かない）

③地域の自然的環境や社会的環境を踏まえた避難経路や避難場所の点検（案内板の表示および明確化，避難経路の障害物の除去，災害の種類・状況に対応した複数の経路と場所の確保）

④地域ぐるみでの確認・点検の計画的な実施

(3)　避難訓練

①災害発生時の対処マニュアルに基づいた避難訓練（緊急地震速報に対応する訓練，地震動を感知し，身の安全を守る訓練，地震動終息後，より安全な場所に移動する訓練，保護者への引き渡し訓練，津波に対する避難訓練，火災に対する避難訓練[11] など）

②実地訓練（災害時におこりうる被害の予測をたてる）

1 2020（令和２）年度　教員採用試験問題〈養護教諭〉

〈救急処置に関する問題〉

【１】次の文は，左脛骨の骨折の際に，生徒に対して養護教諭が行った処置と保健指導について書かれたものです。

- 問診と　<u>Ａ　必要な検診</u>　を行い，生徒自身の　①（　ア　左足　　イ　両足　ウ　左手　　エ　両手　）を見させて，損傷した部位（患部）と程度を確認させる。
- ただちに患部を使うのをやめさせて　②（　ア　温める　　イ　冷やす　）。
- その場で休ませるときは，　③（　ア　足を心臓よりも高くする　　イ　手を心臓よりも高くする　　ウ　水平に寝かせる　）。
- 骨折によるものと思われる変形部位は　④（　ア　そのままにする　　イ　正常な位置に戻す　）。
- ⑤（　ア　足先から足首　　イ　足先から膝　　ウ　指先から肘　　エ　指先から肩　）を副子で固定した後，医療機関受診の準備を行う。

(1)　文中の下線部Ａについて，患部の視診，触診，運動検査で確認することを，それぞれ１つずつ書きなさい。

(2)　文中の①～⑤について，正しい語句をそれぞれ１つずつ選び，その符号を書きなさい。

【２】包帯法及び固定法について，次の(1)～(6)の文中①～⑦に適切な語句を，下のア～セから選び，それぞれの符号を書きなさい。

(1)　使用部位や目的により適当な包帯の種類を選び，必ず（①）部分を露出する。

(2)　摩擦や（②）を避けるために，皮膚と皮膚が接しないようにする。

(3)　患部の真上から（③）。

(4)　右利きでは，（④）へ向かって巻くのを原則とし，締めすぎない。

(5)　包帯法の目的には，被覆（保護），支持，圧迫，（⑤），（⑥）がある。

(6)　副子を用いる際には，十分な長さ，（⑦），幅をもつものが有効である。

《語群》 ア 乾燥　イ 湿潤　ウ 末梢　エ 中枢　オ 巻き始める
　　　　カ 巻き始めない　キ 左側から右側　ク 右側から左側
　　　　ケ 保温　コ 伸展　サ 固定　シ 厚み　ス 強さ
　　　　セ 牽引

【3】けがの防止や手当について，次の各問いに答えよ。

(1) 次の文は，けがの手当てについて説明したものである。ア～カの空欄に適切な
　　語句を記せ。

　　　体内の血液量の（ア）以上を一時に失うと生命に危険がある。したがって，出
　　血量が多いほど（イ）を迅速に行う必要がある。（イ）の方法には，出血部位をガー
　　ゼで直接強く押さえる（ウ）ときず口より心臓に近い（エ）を押さえる（オ）と
　　があり，場合によってはその両方を併用する。これらの方法でまだ出血が止まら
　　ない場合に（カ）を用いるが，決して安易に用いてはならない。

(2) 次の図の①～⑧は出血を止めるための圧迫点と動脈をしめしたものである。①～
　　⑧のそれぞれの点で圧迫する動脈名を記せ。

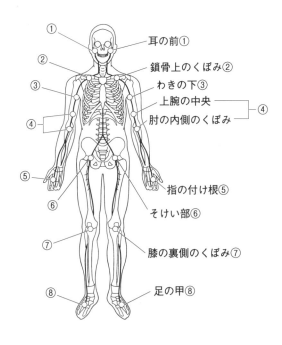

【4】次の(1)～(4)の文中①～⑥にあてはまる語句を，あとのア～スから選び，それぞれ
　　符号を書きなさい。同じ符号には同じ語句が入る。

(1) 過換気症候群では，ストレス等で呼吸が早くなり，血液中の（①）量が減り，血液が（②）性に傾いて，手足のしびれや硬直が起こる。

(2) 熱中症で，めまい・頭痛・吐き気などがあり，発汗がみられるものを（③）と言い，意識障害や全身けいれん，高体温がみられる場合を（④）という。

(3) 2度の火傷では，火傷が（⑤）層に達し，皮膚は腫れぼったく赤く水ぶくれになる。

(4) スポーツ外傷等の後に，（⑥）が漏れ出し減少することによって，頭痛，倦怠，記憶障害などの様々な症状を呈する疾患を（⑥）減少症という。

《語群》 ア 二酸化炭素　イ 血色素　ウ 酸素　エ 酸　オ アルカリ
　　　　カ 熱射病　キ 熱疲労　ク 熱けいれん　ケ 皮下脂肪組織
　　　　コ 真皮　サ 骨髄液　シ 脳骨髄液　ス 脳内液

〈アレルギー疾患に関する問題〉

【5】アレルギー疾患対策基本法第2条（定義）について，次の文の①〜⑤にあてはまる語句を書きなさい。

> この法律において「アレルギー疾患」とは，（①）ぜん息，アトピー性皮膚炎，アレルギー性（②），アレルギー性結膜炎，（③），食物アレルギーその他（④）に起因する免疫反応による人の生体に（⑤）な局所的又は漸進的反応に関わる疾患であって政令に定めるものをいう。

【6】「学校のアレルギー疾患に対する取り組みのガイドライン」（公益財団法人　日本学校保健会）に示されているアナフィラキシーとはどのような状態か説明しなさい。

【7】アナフィラキシーの中でも，血圧が低下し意識の低下や脱力を来たし，直ちに対応しないと生命にかかわる重篤な状態を何というか書きなさい。

〈てんかんに関する問題〉

【8】次の(1)〜(3)の文について，文中の①〜③に入る適切な語句を下のア〜キからそれぞれ1つずつ選び，その符号を書きなさい。

(1) 小学校低学年に好発するてんかんで，10秒から30秒くらいの瞬間的な意識喪失を（①）という。

(2) 最もよく見られる発作型で，両眼球が固定し，意識消失，全身硬直，次いで全身のけいれんが出現するてんかんを（②）という。

(3) 意識が消失し，口をもぐもぐさせたり，舌なめずりをしたり，手を無目的に反復して動かすなどの常同運動を行うもの。また，一見普通に見えるが，普段と違ういろいろな行動をするもの，幻覚が見られるものなど，いろいろな精神活動が見られる発作を（③）という。

《語群》 ア 自動性てんかん　　イ 多動性てんかん　　ウ 大発作性てんかん
　　　　 エ 側頭葉てんかん　　オ 欠神発作　　カ 間歇発作
　　　　 キ 純粋大発作

【9】次の(1)〜(6)の文について，てんかん発作時の処置として，正しいものには○を，誤っているものには×を書きなさい。

(1) 襟元やベルトなど衣服をゆるめる。

(2) 吐物の誤嚥を避けるため，背中にクッション等を当てて起座位を保持する。

(3) 意識がもうろうとしている場合は，耳元で名前を大声で呼び，身体を揺り動かして意識を回復させる。

(4) 舌を噛む可能性があるので，箸やタオル等を口の中に入れる。

(5) 薬や水は意識が回復してから飲ませる。

(6) 意識の回復を早めるために，部屋を明るくする。

【10】てんかん発作の特徴についての記述ア〜エと発作の名称A〜Dとの組み合わせとして最も適切なものは，次の1〜8のうちどれか。

ア 意識が消失し筋が固くなるのに引き続き，筋が収縮・弛緩を繰り返すことにより，四肢がガタガタと震える。発作後は弛緩し睡眠又はもうろう状態となることが多い。

イ 発作中の意識は保たれている。大脳半球の局所的な過剰興奮により，焦点部位に応じて手足の一部のけいれんや視覚発作など様々な症状を呈する。

ウ 発作中の意識は消失している。側頭葉から前頭葉にかけての局所的な過剰興奮によることが多く，自動症がみられる。

エ 突然の意識消失が10秒程持続し活動を中止するが，すぐに元の状態に戻り活動を再開させる。見過ごされやすい。

A　複雑部分発作　　　B　欠神発作　　　C　単純部分発作　　　D　強直間代発作

　1　アーA　イーC　ウーB　エーD　　　　　2　アーA　イーD　ウーB　エーB
　3　アーB　イーC　ウーD　エーA　　　　　4　アーB　イーD　ウーA　エーC
　5　アーC　イーA　ウーB　エーD　　　　　6　アーC　イーB　ウーD　エーA
　7　アーD　イーB　ウーA　エーC　　　　　8　アーD　イーC　ウーA　エーB

〈眼の外傷に関する問題〉

【11】眼の外傷について次の問いに答えなさい。

(1)　眼にボール等が当たった場合，「吹き抜け骨折」といわれる骨折が起こる場合がある。その骨折が起こる部位を次のア〜オから1つ選び，その符号を書きなさい。

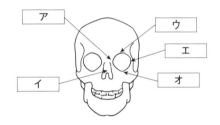

(2)　(1)の部位の名称を，次のア〜カから1つ選び，その符号を書きなさい。

《語群》　ア　眼窩上　　イ　眼窩底　　ウ　上顎洞　　エ　涙骨　　オ　鼻骨
　　　　　カ　側頭骨

(3)　この骨折の際に現れる症状，次のア〜カから3つ選び，その符号を書きなさい。

《語群》　ア　急性出血性結膜炎　　イ　眼位不同　　ウ　粟粒腫
　　　　　エ　びまん性カタル　　オ　複視　　カ　眼瞼気腫

(4)　眼の外傷の際の検査や処置について，正しいものを次のア〜オから2つ選び，その符号を書きなさい。

　ア　眼に異物が刺さったり貼りついたりしている場合は，速やかに除去し救急搬送する。
　イ　角膜を観察する際は，目に対して垂直方向からペンライトを照らす。
　ウ　眼の外傷で救急搬送する際，体位は原則としてシムス位とする。
　エ　眼球を打撲した後，時間がたってから症状が出てくる場合があるので，医療機関への受診を勧める。
　オ　受傷後すぐに視力低下した場合は失明のおそれがあるため，速やかに救急搬送する。

〈頭部打撲に関する問題〉

次の事例を読んで，下の問いに答えなさい。

中学校1年生のA（男）が3時間目の体育の授業で，鉄棒から落ち頭を打ったと訴えて保健室に来た。養護教諭は，Aの頭部を冷やしながら様子を見ていたが，Aがくりかえし嘔吐し，耳孔からの液体の漏出とショック症状が認められたため，救急車を要請する手配をした。

【12】頭部打撲後のAの症状から想起される次の文について，（ア）～（オ）にあてはまる言葉を語群から選び，番号を書きなさい。

脳挫傷や，脳（ア），脳（イ）により，頭蓋内圧が（ウ）している。また，耳孔から漏出した液体はクモ膜と（エ）の空隙を満たしている（オ）である。

《語群》 ①梗塞　②亢進　③低下　④軟膜　⑤強膜　⑥浸出液

⑦髄液　⑧血液　⑨脳液　⑩浮腫　⑪腫瘍　⑫出血

⑬脈絡膜　⑭硬膜

【13】救急車到着までにAに対して行う次の処置のうち，正しいものには○を，間違っているものには×を書きなさい。

(1) 頻回の嘔吐による脱水症状を防ぐため，0.1％の塩分濃度の水を補給させる。

(2) 耳孔からの液体の漏出を防止するため，脱脂綿を耳孔に詰める。

(3) 嘔吐物の誤嚥を避けるため，背中にクッションを当て起座位を保持する。

(4) 身体を保温するため，毛布をかける。

(5) 意識がもうろうとしてきたため耳元でAの名前を呼びながら身体をゆり動かす。

〈腹部打撲に関する問題〉

次の事例を読んで，下の問いに答えなさい。

高校2年生A（男）が，体育の授業で，サッカーのゴールキーパーをした。相手がシュートした際に，相手の膝が左脇腹に当たって倒れ，担架で保健室に運ばれた。腎臓の損傷が疑われる状態である。

【14】腎臓の損傷が疑われる場合，特徴的な症状を2つ書きなさい。

【15】腹部触診の手技等について, （　）内に当てはまるものを語群から選び, 記号を書きなさい。

⑴　腹部触診は, 必ずベッドまたは診察台の上に（ア）させて行う。

⑵　冷たい手で急に触れると（イ）を緊張させるので, 温かい手で軽くおさえる。

⑶　（ウ）からおさえていって, だんだん, （エ）に近づけていく。

⑷　おさえた時に圧痛があるか, （オ）の位置と一致するか確認する。

⑸　腹壁に指を立てて押していき, 急に手を離すと, ビーンと響いて痛みを感ずる。これを（カ）という。

⑹　腹壁を圧迫すると腹筋が急に収縮して固くなり, 下から突き上げるような感じを与える。これを（キ）という。

《語群》　a　関節痛　　　b　痛い所　　　c　アシドーシス　　　d　筋性防御
　　　　　e　仰臥　　f　足部　　g　腹臥　　h　腹筋　　i　自発痛
　　　　　j　反動痛　　k　防御痛　　l　心臓　　m　痛みのない所
　　　　　n　ヘマトクリット　　o　頭部

【16】2の症状をふまえ, 救急車の出動を要請し, Aを病院に搬送することになった。保護者及び学校関係者には連絡済みである。救急車到着までにAに対して行う保健室での対応を2つ書きなさい。

2　2019（令和元）年度　教員採用試験問題〈保健体育科〉

【1】次の文は, 心肺蘇生法について述べたものである。下の［問1］〜［問4］に答えよ。

> 　傷病者が普段どおりの呼吸をしていない場合, あるいは, 呼吸の有無がはっきりしない場合には, 直ちに胸骨圧迫を行う。人工呼吸ができる場合は, 胸骨圧迫を30回続けた後に（　①　）をし, 人工呼吸を行う。このように胸骨圧迫や人工呼吸を行うことを心肺蘇生という。
>
> 　また, 突然心臓が止まって倒れた多くの人の心臓は, （　②　）といわれる状態になっている。このような状態の心臓に, 電気ショックを与えることで, 心臓の拍動を正常に戻す機器をAEDという。

［問1］ 文中の （ ① ），（ ② ）にあてはまる語句をそれぞれ書け。

［問2］ 文中の下線部ⓐを行う際の留意点として，適切なものを次の（ア）〜（エ）からすべて選び，その記号を書け。

　　（ア）傷病者が成人の場合，両肘をまっすぐに伸ばして手の付け根の部分に体重をかけ，真上から垂直に傷病者の胸が約5cm沈むまでしっかり圧迫する。

　　（イ）小児には，両手または体格に応じて片手で，胸の厚さの約3分の1が沈むまでしっかり圧迫する。

　　（ウ）1分間に少なくとも50回の速いテンポで連続して絶え間なく圧迫する。

　　（エ）圧迫と圧迫の間は，十分に力を抜き，胸が元の高さに戻るようにする。

［問3］ 文中の下線部ⓑの使用について，適切なものを次の（ア）〜（エ）からすべて選び，その記号を書け。

　　（ア）傷病者が目を開けたり，あるいは「普段どおりの呼吸」が出現したときは，心肺蘇生をいったん中止し，慎重に傷病者を観察しながら救急隊を待つ。この場合は，AEDの電極パッドをはがす。

　　（イ）AEDが，電気ショックを行う必要があると解析すると，「ショックが必要です」などの音声メッセージが流れるので，充電完了後，周囲の人にショックを行うので離れるよう促す。

　　（ウ）使用するときは，AEDを傷病者の近くに置き，ケースを開けて電源を入れる。電極パッドを胸骨圧迫実施者から見て，胸の左上及び胸の右下側の位置に貼る。

　　（エ）電極パッドを貼りつけると，AEDから「体に触れないでください」などと音声メッセージが流れ，自動的に心電図の解析が始まるが，傷病者に胸骨圧迫を続ける。

［問4］ 胸骨圧迫と人工呼吸を組み合わせて行う場合，胸骨圧迫30回に対して，人工呼吸を何回行うか，書け。

（2019年度・和歌山県）

【2】 次の文章と図は，平成27年に厚生労働省が改訂した「救急蘇生法の指針2015（市民用)」の内容の一部である。次の文中及び図の空欄（ ① ）〜（ ⑨ ）に入る最も適切な語句をそれぞれ答えなさい。

【心肺蘇生】

心臓が止まっている間, 心肺蘇生によって心臓や（　①　）に（　②　）を送りつづけることは, AEDによる心拍再開の効果を高めるためにも, さらには心拍再開後に（　①　）に後遺症を残さないためにも重要です。心肺蘇生は（　③　）と（　④　）を組み合わせることが原則です。効果的な（　③　）と（　④　）を行うためには, 講習を受けて習得しておくことがすすめられます。講習を受けていなければ（　③　）だけを実施することが推奨されます。（　③　）は,（　⑤　）,（　⑥　）,（　⑦　）行うことが重要です。

【AED】

突然の心停止は, 心臓が細かくふるえる「（　⑧　）」によって生じることが多く, この場合, 心臓の動きを戻すには電気ショックによる「（　⑨　）」が必要となります。心停止から電気ショック実施までにかかる時間が, 傷病者の生死を決定するもっとも重要な因子となります。＜後略＞

(2019年度・鳥取県)

【3】傷害の防止について, 次の(1)～(7)の問いに答えよ。

(1)　次の文は,「JRC蘇生ガイドライン2015版」(日本蘇生協議会)の第2章手当の基本に示されたものである。文中の（　ア　）,（　イ　）に当てはまる言葉を下のA～Dから一つずつ選び, その記号を書け。

> 傷病者の手当を行うには, 現場と傷病者の詳しい状況を（　ア　）する必要がある。特定の物質に対する重篤なアレルギー反応で, 気道が腫れて呼吸ができなくなったり, 血圧がひどく低下した状態を（　イ　）という。

A　アドレナリン　　B　観察　　C　アナフィラキシー　　D　判断

(2)　次の文は,「救急法講習12版」(日本赤十字社)の第6章搬送に示されたものである。文中の（　ア　）～（　ウ　）に当てはまる言葉を下のA～Fから一つずつ選び, その記号を書け。

> • 傷病者の体を動かすときや運ぶときは, できるだけ（　ア　）を与えないようにする。

- 搬送が終わるまで傷病者の（　イ　）を続ける。
- 2人以上で搬送する場合は，統一行動をとるため，必ず（　ウ　）を決める。

A　指揮者　　B　衝撃　　C　脈拍記録　　D　観察　　E　動揺　　F　責任者

(3)　次の文は，「学校防災マニュアル（地震・津波災害）作成の手引き」（文部科学省）に示されている「初期対応」の一部をまとめたものである。文中の（　ア　），（　イ　）に当てはまる言葉を下のA～Dから一つずつ選び，その記号を書け。

　　地震発生時には生徒が恐怖を感じて動けなくなったり，（　ア　）状態になることが考えられる。教職員は落ち着いて「落ちてこない・（　イ　）・移動してこない」安全な場所を素早く判断し，適切に指示することが求められる。

A　パニック　　B　倒れてこない　　C　放心　　D　飛び散ってこない

(4)　次の文は，「海の事故防止対策」（海上保安庁）の「海で安全に楽しむために」の一部をまとめたものである。文中の（　ア　）～（　ウ　）に当てはまる言葉を下のA～Fから一つずつ選び，その記号を書け。

　　海岸に打ち寄せる波が原因で発生する潮の流れのことを（　ア　）という。水難事故への対処方法の一つである「ういてまて」のポイントは，手足を大の字に広げる，靴ははいたまま，手は水面より（　イ　）に，ペットボトルなど浮くものがあれば（　ウ　）に抱えるなどである。

A　離岸流　　B　胸　　C　脇　　D　上　　E　引き潮　　F　下

(5)　次の文は，『「生きる力」をはぐくむ学校での安全教育』（平成22年3月文部科学省）に示されている「安全教育の目標」である。文中の（　ア　）～（　ウ　）に当てはまる言葉を下のA～Fから一つずつ選び，その記号を書け。

　　学校における安全教育の目標は，概説すると，（　ア　）生活全般における安全確保のために必要な事項を（　イ　）的に理解し，（　ウ　）の生命尊重を基盤として，生涯を通じて安全な生活を送る基礎を培うとともに，進んで

安全で安心な社会づくりに参加し貢献できるような資質や能力を養うことにある。

A　自他　　B　多面　　C　社会　　D　他者　　E　日常　　F　実践

(6)　次の文中の（　ア　）～（　ウ　）に当てはまる言葉として最も適切なものをあとのA～Fから一つずつ選び，その記号を書け。

　　一般に交通事故は，（　ア　），環境要因，車両要因が複雑に関わって起こる。車両要因では，車両の特性を理解することが大切である。車両の停止距離はブレーキが効き始めるまでに車両が走る（　イ　）距離とブレーキが効き始めてから車両が止まるまでの制動距離で決まる。また，自動車が右折や左折をする際に後輪が前輪よりも内側を通ることを（　ウ　）という。

A　人的要因　　B　自然要因　　C　内輪差　　D　反応　　E　空走
F　外輪差

(7)　次の文は，「救急法講習12版」（日本赤十字社）の第5章骨折の手当の一部をまとめたものである。文中の（　ア　）～（　ウ　）に当てはまる言葉を下のA～Fから一つずつ選び，その記号を書け。

　　固定には普通，（　ア　）を用いる。骨折部の上下の関節を含めることのできる十分な長さ，（　イ　），幅を持つものが有効である。固定には，患部の痛みを和らげることや（　ウ　）を防ぐなどの効果がある。

A　湿布　　B　副子　　C　強さ　　D　硬さ　　E　出血　　F　腫れ

（2019年度・愛媛県）

【4】次の（　ア　）～（　ク　）にあてはまる語句を答えなさい。（同じ記号には，同じ語句が入るものとする。）

(1)　（　ア　）は，熱中症を予防することを目的として1954年にアメリカで提案された指標である。単位は気温と同じ摂氏度（℃）で示されるが，その値は気温とは異なる。（　ア　）は人体と外気との熱のやりとり（熱収支）に着目した指標で，

人体の熱収支に与える影響の大きい（　イ　），日射・（　ウ　）など周辺の熱環境，（　エ　）の３つを取り入れた指標である。

(2) 暑いときにかく汗のことを（　オ　）といい，恐怖・緊張・興奮など精神的な理由でかく汗のことを（　カ　）という。

(3) 捻挫や打撲の手当は，安静・冷却・（　キ　）・（　ク　）を基本に進める。

（2019年度・徳島県）

【5】次の①〜⑥の文は，「学校における体育活動中の事故防止について（報告書）平成24年7月（体育活動中の事故防止に関する調査研究協力者会議）Ⅲ　体育活動の安全な実施　4　事故が発生した場合の対応（4）事故発生時の応急手当　③応急手当の主な内容（医師以外が行う応急手当）ウ　熱中症」の内容である。熱中症を疑ったときの対応として適当でないものを，次の①〜⑥のうちから二つ選びなさい。

①風通しのよい日陰や，できればクーラーが効いている室内などに避難させる。

②衣服を脱がせて，体から熱の放散を助ける。

③露出させた皮膚に直接うちわや扇風機などで扇ぐことにより体を冷やす（水をかけては行わない）。

④大量の発汗があった場合には汗で失われた塩分も適切に補える経口補水液やスポーツドリンクなどが最適である。

⑤「吐き気」や「吐く」という症状は，胃腸の働きが鈍っている証拠であるが，経口での水分補給を優先させる。

⑥氷嚢などがあれば，それを頚部，腋窩部（脇の下），鼠径部（大腿の付け根，股関節部）に当てて皮膚の直下を流れている血液を冷やすことも有効である。

（2019年度・千葉県・千葉市）

【6】次の文は，「救急蘇生法の指針2015（厚生労働省）」の一部を抜粋したものです。（　①　）〜（　⑥　）に適する語句を答えなさい。

○（　①　）が止まると，普段どおりの呼吸がなくなります。傷病者の呼吸を確認するには，胸と腹部の動きを見ます。胸と腹部が動いていなければ，呼吸が止まっていると判断します。呼吸が止まっていれば心停止なので，（　②　）圧迫を開始してください。

　一方，突然の心停止直後には（　③　）と呼ばれるしゃくりあげるような途
切れ途切れの呼吸がみられることも少なくありません。このような呼吸がみ
られたら，心停止と考えて（　②　）圧迫を開始してください。

○呼吸の観察には（　④　）秒以上かけないようにします。

　約（　④　）秒かけても判断に（　⑤　）場合は，普段どおりの呼吸がない，
すなわち心停止とみなしてください。

○窒息や溺水による心停止，子どもの心停止や救急隊が到着するまで時間がか
かる場合などでは，（　②　）圧迫と（　⑥　）を組み合わせた心肺蘇生を行
うことが強く望まれます。

（2019年度・名古屋市）

1 2020（令和2）年度　教員採用試験問題〈養護教諭〉

〈救急処置に関する問題〉

【1】(1)　視　　診…変形の有無，腫脹の有無，皮下血腫の有無，動かし方

触　　診…圧痛の有無，介達痛の有無，骨折線の有無

運動検査…自動運動，他動運動

(2)　①イ　　②イ　　③ア　　④ア　　⑤イ

［解説］

　胫骨は体重を支える重要な骨であり，骨折すると歩けなくなる場合も多い。また，皮下脂肪も少ない部位のため，皮膚を突き破ることが容易で，開放骨折になりやすい。また，血流が悪くなりやすく，骨の治癒が遅れたり，神経障害や血管損傷などを起こしやすい部位と言われているため，早急な受診が必要である。

【2】①ウ　　②イ　　③カ　　④キ　　⑤サ（セ）　　⑥セ（サ）　　⑦ス

［解説］

　包帯法及び固定法では，目的・部位に適した材質，幅や長さの包帯を選ぶことが重要である。伸縮性の包帯は，特に締めすぎに注意し，循環障害に注意する。巻き始めは手首や足首など包帯の固定によい部位を選び，末梢部分を観察しやすいように露出し，循環障害の早期発見に努める。

【3】(1)　ア．3分の1　　イ．止血　　ウ．直接圧迫止血（直接圧迫法）　　エ．動脈

オ．関節圧迫止血法（関節圧迫法）　　カ．止血法（緊縛法）

(2)　①浅側頭動脈　　②鎖骨下動脈　　③腋動脈　　④上腕動脈　　⑤指動脈

⑥大動脈　　⑦膝動脈　　⑧足背動脈

［解説］

(1)　人間の全血液量は体重1kg当たり80mlである。短時間のうちに全血液量の3分の1を失うと生命の危険，2分の1なら死亡するといわれる。死に至らなく

ても血圧低下や体温低下により脳へ障害を残すこともある。

※市民による止血の方法としては，直接圧迫止血法が推奨されている。止血帯の使用は，神経や筋肉の著しい障害をきたした例もあることから，推奨されていない。

(2) 止血する動脈名と止血点は次の通りである。

傷の部位	動脈の名称	止血点
額，頭頂部	浅側頭動脈	耳の中央の前1.3cmのところを押さえる。
顔面	顔面動脈	下顎骨の関節突起部から顎先へ2.5cmのところを押さえる。
頭の後方	浅側頭動脈の動脈枝	耳の中央の後ろ2.5cmのところを押さえる。
頸部	総頸動脈	鎖骨中央から3.8cm上のところを後下方に向かって押さえる。
腋下	鎖骨下動脈	鎖骨窩の中に指を入れ，第1肋骨に向かって押さえる。
上腕の上方	腋窩動脈	腋窩の中心より少し上腕よりのところを押さえる。
上腕の下方	上腕動脈	上腕の中間内側（力こぶのできる所の下）を押さえる。
前腕	上腕動脈	肘の内側中央を押さえる。
手首	尺骨動脈，橈骨動脈	手首の上少し内側を押さえる。
手掌	尺骨動脈，橈骨動脈	手首の上少し内側を両側から押さえる。
手指	指動脈	指のつけ根を両側（指のまた）から圧迫する。
大腿	大腿動脈	股関節の中央を大腿骨頭へ向かって押さえる。
下腿	膝窩動脈	膝関節の後ろ側の中心を押さえる。
足背	足背動脈	足関節の中央（足の甲の方）を押さえる。

【4】 ①ア　②オ　③キ　④カ　⑤コ　⑥シ

［解説］

(1) 過換気症候群の対処法としては，過換気を軽減させるために，気持ちを落ち着かせ，ゆっくり浅い呼吸をするように指導する。過換気を繰り返す場合には，その原因である精神的な問題へのアプローチが必要になる。

(2) 熱中症のうち，熱けいれんは大量の発汗による血液中のナトリウム濃度低下に伴い，筋肉にけいれんが起こる状態。熱疲労は大量の発汗により，脱水状態に陥った状態。熱射病は体温の上昇により，中枢機能に異常をきたした状態をいう。

(3) 火傷の深さと評価の関係は，表皮のみ…1度，真皮にまで達している…2度，皮下組織にまで達している…3度となる。

(4) 脳脊髄液減少症の症状や程度は人によりさまざまであり，特に小児は自分の

症状を表現しにくく，起立性調節障害などとの区分も難しい。十分に観察するとともに，必要に応じて受診勧奨するなどの対応が必要である。

〈アレルギー疾患に関する問題〉

【5】①気管支　　②鼻炎　　③花粉症　　④アレルゲン　　⑤有害

［解説］

　　アレルギー疾患対策基本法（平成26年度法律第98号）は，第1章から第4章，第1条から第22条で構成され，平成27年12月25日に施行された。第1章（第1～第210条）では，国，地方公共団体，医療保険者，国民，医師その他の医療関係者，学校等の設置者または管理者の責務を明らかにしている。第2章（第11～第13条）では，厚生労働大臣は，アレルギー疾患対策基本方針を策定しなければならないことを定めている。第3章（第14～第20条）では，基本的施策として，アレルギー疾患の重症化の予防と症状の軽減のため，アレルギー疾患医療の均てん化の促進，アレルギー性疾患を有する者の生活の質の維持向上，研究の推進等，国や地方公共団体が行う基本的施策について定めている。第4章（第21，第22条）では，アレルギー疾患対策推進協議会の設置について定めている。

【6】アレルギー反応により，じんましんなどの皮膚症状，腹痛や嘔吐などの消化器症状，ゼーゼー，呼吸困難などの呼吸器症状が複数同時にかつ急激に出現した状態

【7】アナフィラキシーショック

［【6】【7】解説］

　　児童生徒に起こるアナフィラキシーの原因のほとんどは食物だが，昆虫刺傷，医薬品，ラテックス（天然ゴム）などで起こる場合もあり，まれに運動だけで起こることもある。皮膚が赤くなったり，息苦しくなったり，激しい嘔吐などの症状が複数同時にかつ急激にみられるが，最も注意すべき症状は，血圧が下がり意識障害がみられるなどのアナフィラキシーショックである。迅速に対応しないと生命にかかわることがある。

〈てんかんに関する問題〉

【8】 ①オ　　②ウ　　③エ

［解説］

てんかんは「種々の原因によって脳の神経細胞に一過性の過剰な放電が生じ、そのために多彩な発作性症状（てんかん発作）が繰り返し起こる脳の慢性疾患」と定義されている。

(1) 欠神発作（小発作）は、突然意識が消失し、数秒間うつろな表情で動きが止まる。

(2) 大発作性てんかんは強直間代発作ともいわれ、チアノーゼを伴い、歯を食いしばって全身を硬くする強直発作のあとに、全身を律動的にガクンガクンとさせる間代発作がみられる。

(3) 側頭葉てんかんは、成人の代表的な難治てんかんの一つで、本人の自覚がないまま無意識に行動する自動症が特徴である。一般的には、まず上腹部の不快感などの前兆であり、虚空を凝視することが多い。

【9】 (1) ○　　(2) ×　　(3) ×　　(4) ×　　(5) ○　　(6) ×

［解説］

(2) まずは吐物の誤嚥を避け、気道を確保するために仰臥位で頭部を側方に向ける。

(3) てんかんは、普通1分から数分で発作はおさまり、その後10分から20分以内に意識が回復することが多いので、発作が起こった時刻と継続時間を確保し、様子を見る。

(4) 口腔内外傷の危険があるため口腔内に物を入れてはいけない。

(5) 光に誘因をもつ場合、光過敏性発作を誘発してしまう可能性がある。

【10】 8

〈眼の外傷に関する問題〉

【11】 (1) オ　　(2) イ　　(3) イ, オ, カ　　(4) エ, オ

［解説］

(1) 眼窩底については頭蓋骨の解剖図を確認しておくこと。

(2) 吹き抜け骨折は眼窩底骨折ともいう。

(3)　外眼筋が骨折部に落ち込み患者の眼が上転できないため眼位不同がみられる。

(4)　失明や後遺症を残さないためにも，適切な検査や処置を行う必要がある。眼の外傷に対しての検査，処置の方法について確認しておくこと。

〈頭部打撲に関する問題〉

【12】　ア　⑩　　イ　⑫　　ウ　②　　エ　④　　オ　⑦

［解説］

　「脳挫傷」とは，頭部を打撲したことによる，打撲部位の脳組織の挫傷をいう。「頭蓋内圧の亢進」とは，脳組織に水分が増加し，挫傷部やその周辺がむくむこと（脳浮腫）によって頭蓋骨の圧が高まることで，これにより激しい嘔吐，意識障害が起こる。

【13】　(1)　×　　(2)　×　　(3)　×　　(4)　○　　(5)　×

〈腹部打撲に関する問題〉

【14】　血尿　　　腹痛

［解説］

　腎臓の損傷では，受傷直後から腹痛（腰背部痛）と肉眼でもわかる血尿が認められる。

【15】　ア　e　　イ　h　　ウ　m　　エ　b　　オ　i　　カ　j　　キ　d

【16】　ショック体位又は回復体位をとり安静にさせる。バイタルサインのチェック

［【15】【16】解説］

　触診，救急車到着までの対応の他，問診，視診，観察のポイント等もおさえておくこと。

2 2019（令和元）年度　教員採用試験問題〈保健体育科〉

【1】問1　①気道確保（気道の確保）　②心室細動　　問2　（ア），（イ），（エ）
　　　問3　（イ），（ウ）　　問4　2回
　　　［解説］
　　　問1　気道の確保は，意識を失うことで気道が閉塞して息ができなくなってしまっ
　　　　　たり，誤嚥をしてしまう危険性も高くなってしまうため，必要である。また，
　　　　　感染症のリスクがある場合や，感染防護具を持っていない場合，口と口が直
　　　　　接接触することに躊躇がある場合などは，人工呼吸を省略して，心臓マッサー
　　　　　ジ（胸骨圧迫）に進む。
　　　問2　胸骨圧迫に関しては，1分間に100から120回のペースで行うことが好まし
　　　　　いとされている。
　　　問3　（ア）に関して，AEDの電極パッドをはがすのは誤りである。（エ）に関して，
　　　　　音声メッセージの指示に従い，傷病者から離れることが必要である。
　　　問4　胸骨圧迫30回に対して，人工呼吸2回が好ましいとされている。

【2】①脳　　②血液　　③胸骨圧迫　　④人工呼吸　　⑤強く　　⑥速く
　　　⑦絶え間なく　　⑧心室細動　　⑨除細動
　　　［解説］
　　　「救急蘇生法の指針2015（市民用）」は，「JRC蘇生ガイドライン2015」に準拠し，
　　市民用のテキストとして編集された最新のテキストである。様々な症状や救急蘇
　　生法について，医学的な説明・手順・手技が書かれているので，試験対策に限ら
　　ず熟読しておくこと。なお，心肺蘇生法では，「胸骨圧迫30回と人工呼吸2回」の
　　組み合わせを繰り返し，1分間に100〜120回の速さで行う。これは，救急隊に引
　　き継ぐまで絶え間なく続けることが必要となる。この際，胸骨圧迫は「強く」「速く」
　　「絶え間なく」行うことが重要である。また，AED（自動体外式除細動器）は，心
　　臓の致死的な不整脈を自動で感知して電流を流し，心臓の動きを正常に戻すこと
　　ができる機器である。人が倒れている場面に遭遇したら，まず119番へ連絡し，必
　　要に応じて心肺蘇生をするとともに，AEDを準備する。

【3】(1) ア B　イ C　　　　　(2) ア E　イ D　ウ A

(3) ア A　イ B　　　　　　　(4) ア A　イ F　ウ B

(5) ア E　イ F　ウ A　　　　(6) ア A　イ E　ウ C

(7) ア B　イ C　ウ E

［解説］

(1) 傷病者の手当てを行うには，まず観察からである。観察なくして，処置はできない。観察は，周囲の観察，次に傷病者の観察を行う。病院は，診察→診断→治療，一般救助者は，観察→判断→処置という手順で行う。特定の物質に対する重篤なアレルギー反応をアナフィラキシーという。特定の物質が入っている食品を食べたり，ハチに刺されたりしたときに生じて心停止に至ることもある。二度目は症状が重くなりやすいので，一度起こした人は原因を避けることが重要になる。発症した場合，アドレナリン自己注射（エピペン®）が有効である。

(2) 傷病者の搬送について，傷病者の身体を動かすときは，傷病者に苦痛を与えずに搬送することが大切である。したがって，搬送中は，できるだけ動揺や振動を少なくする必要がある。また，搬送が終わるまで傷病者の観察を続けることが大切である。なお，二人以上で搬送する場合は，統一行動をとるため，必ず指揮者を決めておく。

(3) 地震発生時の初期対応については，教職員には「落ちてこない・倒れてこない・移動してこない」安全な場所を素早く見つけ出して，適切に指示をすることが求められる。児童生徒は，恐怖を感じて動けなくなったり，パニック状態になることも考えられることから，日常の指導と避難訓練等の実践的，体験的な学習が必要である。

(4) 波やうねりは，沖から海岸へ打ち寄せるが，打ち寄せられた海水は必ず流れやすい場所から沖へ戻ろうとする。この時に発生する強い流れのことを「離岸流」という。気がつかないうちに沖まで流されてしまい大変危険である。命を救う自己救命方法に「ういてまて」という方法がある。①仰向けで力を抜き手足を大の字に広げる。②靴は履いたまま。③手は水面より下に，ペットボトルなど浮くものは胸に抱える。

(5) 平成21年4月に施行された学校保健安全法では，第27条「学校においては，児童生徒等の安全の確保を図るため，当該学校の施設及び設備の安全点検，児童生徒等に対する通学を含めた学校生活その他の日常生活における安全に関す

る指導，職員の研修その他学校における安全に関する事項について計画を策定し，これを実施しなければならない」と規定されていることを押さえておきたい。

(6)　交通事故の発生要因には，人的要因，環境要因，車両要因がある。車両の特性として，自動車が右折や左折をする際に後輪が前輪よりも内側を通る内輪差があることや，車両の停止距離は，危険を感じてブレーキを踏みブレーキが利き始めるまでに車が進む空走距離に，ブレーキが利き始めてから車が止まるまでに進む制動距離を加えたもので決まる，などは理解しておきたい。

(7)　骨折に対する応急手当の目的は，骨折した部分が動くことによって起こる二次的な損傷の防止と苦痛を和らげたり出血を防ぐことである。「副子」などを当てて固定を行い，安静を保つことが重要である。

【4】(1)　ア　WBGT（暑さ指数）　イ　湿度（気温）　ウ　輻射　エ　気温（湿度）
(2)　オ　温熱性発汗　カ　精神性発汗　(3)　キ　圧迫　ク　拳上
［解説］

(1)　WBGTは労働環境や運動環境の指針として有効であると認められ，ISO等で国際的に規格化されている。日本体育協会では「スポーツ活動中の熱中症予防ガイドブック」（2013）に熱中症予防運動指針を公表している。

(2)　温熱性発汗は，暑いとき，運動をしたときに上昇した体温を下げるために汗が出ることである。手のひらや足のうらを除く全身から持続的に発汗する。

(3)　打撲，捻挫，骨折などの外傷を受けた時の応急手当は，安静にする（Rest），冷やす（Ice），圧迫する（Compression），拳上（心臓より高くする）（Elevation）を基本に進める。

【5】③，⑤
［解説］

　③露出させた皮膚に冷水をかけて，うちわや扇風機などで扇ぐことにより体を冷やすのが正しい。

　⑤「吐き気」や「吐く」という症状がある場合は，経口での水分補給は適切ではなく，医療機関での点滴等の処置が必要である。なお，熱中症とは「暑熱環境における身体適応の障害によって起こる状態」の総称である。重症度に応じて3段階に分類したものが「日本救急医学会熱中症分類」である。分類のⅠ度は軽度

の状態を指し，従来の分類で言うところの熱失神，日射病，熱けいれんに相当する。Ⅱ度は中等症で，熱疲労に相当する。Ⅲ度は従来の熱射病にあたる最重症の病状を想定している。Ⅲ度は中枢神経症状，肝・腎機能障害，血液凝固異常などの臓器障害を呈するものであり，医療機関での診療，検査の結果から最終判断される。

【6】 ①心臓　　②胸骨　　③死戦期呼吸　　④10　　⑤迷う　　⑥人工呼吸

〔解説〕

　突然の心停止，もしくはこれに近い状態になった傷病者の救命と社会復帰に導くための方法を一次救命処置という。一次救命処置には胸骨圧迫や人工呼吸による心肺蘇生，AED（自動体外式除細動器）を用いた電気ショックなどがある。一次救命処置は命を守るために大きな役割を果たすもので，特別な資格がなくても誰でも行うことができるものである。保健体育科教員にかかわらず，覚えておきたい重要な内容である。

　③死戦期呼吸は，心停止時に見られるが，下顎は動いていることから，通常の呼吸のようにみえる。この時，肺は機能しておらず，必要な酸素が供給されていない状態である。そのため，通常の呼吸でないと考え胸骨圧迫を開始する必要がある。

引用参考文献

〔第1章〕

1）消防庁（2019）「令和元年版救急救助の現況」

　　　　https://www.fdma.go.jp/publication/rescue/items/kkkg_r01_01_kyukyu.pdf

　　　　（2020/7/25アクセス）

2）日本スポーツ振興センター（2019）学校の管理下の災害［令和元年版］第一編　死亡・障

　　　害事例と事故防止の留意点

　　　　https://www.jpnsport.go.jp/anzen/Portals/0/anzen/kenko/jyouhou/pdf/R1saigai/

　　　R1saigai02.pdf（2020/7/25アクセス）

3）一般社団法人日本蘇生協議会（2015）JRC蘇生ガイドライン2015オンライン版

　　　　https://www.japanresuscitationcouncil.org/wp-content/uploads/2016/04/1327fc7d

　　　4e9a5dcd73732eb04c159a7b.pdf（2020/7/25アクセス）

4）日本救急医療財団心肺蘇生法委員会監修（2016）改訂5版　救急蘇生法の指針2015　市民

　　　用/解説編，へるす出版

〔第2章第1節〕

1）山内　豊明 監修（2013）保健室で役立つフィジカルアセスメント，東山書房

2）中村　美和子 編集（2001）ナースのためのフィジカルアセスメント，廣川書店

3）永井　利三郎 医学監修（2013）初心者のためのフィジカルアセスメント，東山書房

〔第2章第2節〕

1）相澤　義房，井上　博，小川　聡，他（2011）循環器病の診断と治療に関するガイドライ

　　　ン（2009年度合同研究班報告）心臓突然死の予知と予防法のガイドライン（2010

　　　年改訂版）

2）独立行政法人日本スポーツ振興センター（2011）学校における突然死予防必携　第2版

3）平山　惠造（2006）神経症候学Ⅰ　第2版，文光堂，pp.1-43

4）松澤　正，他（2018）理学療法評価学　改訂第6版，金原出版，pp.39-56

5）太田　富雄，他（1974）意識障害の新しい分類法試案，*脳神経外科2*，pp.623-627

6）日野原　重明，他（1980）バイタルサイン　その捉え方とケアへの生かし方，医学書院

7）石井　正浩（2013）第17章 循環器疾患　E. 検査，標準小児科学 第8版，医学書院，

　　　pp.427-438

8）日本高血圧学会（2019）一般向け『高血圧治療ガイドライン』解説冊子「高血圧の話」，

ライフサイエンス出版

9）日本赤十字社（2016）救急法基礎講習テキスト　第5版，日赤サービス

10）冨田　豊 編（2018）標準理学療法学・作業療法学　小児科学　第5版，医学書院

11）清野　佳紀，小田　慈 編（2005）小児科学テキスト，南江堂

12）岩田　ユミ（2019）初心者のための新生児・小児のフィジカルアセスメント，こどもと家族のケア14（1），日総研，pp.8-16

〔第3章第1節〕

1）日本蘇生協議会（2016）第7章　ファーストエイド，JRC蘇生ガイドライン2015,医学書院，pp.409-458

2）日本救急医学会　市民のための心肺蘇生　http://aed.jaam.jp/glossary.html（2020/7/8閲覧）

3）応急手当指導者標準テキスト改訂委員会 編（2016）応急手当指導者標準テキスト　ガイドライン2015対応，東京法令出版

〔第3章第5節〕

1）応急手当指導者標準テキスト改訂委員会 編（2016）応急手当指導者標準テキスト　ガイドライン2015対応，東京法令出版，pp.90-95

〔第3章第7節〕

1）公益財団法人 日本学校保健会（2018）学校において予防すべき感染症の解説

2）中野　隆史 監修　医療情報科学研究所 編集（2018）病気がみえる　Vol.6　免疫・膠原病・感染症　第2版，MEDIC MEDIA

3）厚生労働省（2019）高齢者介護施設における感染対策マニュアル 改訂版

4）日本救急医学会，医学用語 解説集，スタンダードプレコーション
https://www.jaam.jp/dictionary/dictionary/word/1030.html（2020/4/15アクセス）

〔第4章第1節4〜8〕

1）日本赤十字社（2015）救急法講習教本

2）日本整形外科学会（2019）整形外科シリーズ24　小児の骨折
https://www.joa.or.jp/public/sick/condition/infants_bone_fracture.html
（2020/7/25アクセス）

〔第4章第1節9〕

1）伊藤　太一（2015）2　軽度頭部外傷, 井上　信明 編, 改訂ER的小児救急, シービーアール, pp.100-105

2）林　卓郎（2019）頭部外傷, 鉄原　健一 編, こどもの外科救急, 日本医事新報社, pp.65-80

〔第4章第1節10〕

1）輿水　健治（2009）若年者の突然死　心臓震盪, 蘇生28（2）, pp.87-94

〔第4章第2節1〕

1）Tschudy MM, Arcara KM. 五十嵐隆ほか訳（2013）Ⅲ. 頭痛, ハリエットレーン　ハンドブック　ジョンズ・ホプキンズ病院小児科レジデントマニュアル　第2版, メディカル・サイエンス・インターナショナル, pp.531-535

〔第4章第2節2〕

1）浜崎　雄平（2012）第16章　呼吸器疾患. B. 呼吸器疾患における主要症状, 内山　聖 監／原　寿郎・高橋　孝雄・細井　創 編, 標準小児科学　第8版, 医学書院, pp.375-378

2）岩佐　充二（2009）胸痛, 現場で役立つ　小児救急アトラス, 西村書店, pp.66-67

〔第4章第2節3〕

1）田口　智章（2013）小児の腹痛の原因（第18章　消化器疾患 B. 主要症状）, 内山　聖 監／原　寿郎, 高橋　孝雄, 細井　創 編, 標準小児科学　第8版, 医学書院, pp.480-482

2）急性腹症診療ガイドライン出版委員会編（2015）第Ⅴ章　急性腹症のアルゴリズム, 腹痛部位と疾患, 急性腹症診療ガイドライン2015, 医学書院, pp.33-38

3）新井　勝大（2009）19 腹痛, 現場で役立つ小児救急アトラス, 西村書店, pp.83-84

〔第4章第2節7～9〕

1）片寄　正樹, 小林　寛和, 松田　直樹 編（2017）スポーツ理学療法プラクティス　急性期治療とその技法, 文光堂

2）鈴木　重行 編（2008）疼痛の理学療法　慢性痛の理解とエビデンス　第2版, 三輪書店

3）黒田　監（2018）最新育小児病学改訂　第7版, 南江堂

4）髙橋　邦泰, 芳賀　信彦 編 (2017) 整形外科学テキスト　改訂第4版, 南江堂

5）青木　治人, 清水　邦明 監修 (2019) スポーツリハビリテーションの臨床, メディカル・サイエンス・インターナショナル

〔第4章第3節11〕

1）厚生労働省 (2019) 保育所におけるアレルギー対応ガイドライン (2019年改訂版)

2）文部科学省初等中等教育局健康教育・食育課 監修 (2019) 学校のアレルギー疾患に対する取り組みガイドライン　令和元年度改訂版, 公益財団法人　日本学校保健会

〔第4章第3節12〕

1）田口　智章 (2013) 第18章　消化器疾患　B. 主要症状, 内山　聖 監／原　寿郎・高橋　孝雄・細井　創 編, 標準小児科学　第8版, 医学書院, pp.480-482

2）厚生労働省 (2018) 保育所における感染症対策ガイドライン

　　https://www.mhlw.go.jp/file/06-Seisakujouhou-11900000-Koyoukintoujidoukateikyoku/0000201596.pdf (2020年4月11日閲覧)

〔第4章第3節13〕

1）五十嵐　隆 (2013) 第10章　代謝疾患　B. 水電解質代謝異常総論, 内山　聖 監／原　寿郎・高橋　孝雄・細井　創 編, 標準小児科学　第8版, 医学書院, pp.201-216

〔第4章第3節14〕

1）辻野　元祥 編著 (2011) ナースのためのやさしくわかる糖尿病ケア, ナツメ社, pp.222-224

2）宮崎　久義・豊永　哲至 編 (2018) わかりやすい糖尿病テキスト　第5版, じほう, p.21

3）内潟　安子 監修 (2018) 小児ヤング糖尿病の子供たち・ご家族向け　小児糖尿病についてよく知ろう！, 日本イーライリリー

〔第5章第1節～第4節3〕

1）消防庁救急企画室 (2014) 救急受診ガイド2014年版

2）門田　新一郎 (2006) 学校保健, 大学教育出版

3）独立行政法人　日本スポーツ振興センター (2018) 学校の管理下の災害【平成30年版】

　　https://www.jpnsport.go.jp/anzen/kankobutuichiran/tabid/1912/Default.aspx
　　(2020/7/25アクセス)

4）独立行政法人　日本スポーツ振興センター（2011）学校における突然死予防必携　改訂版
　　　　https://www.jpnsport.go.jp/anzen/?TabId=228（2020/7/25アクセス）

5）消防庁ホームページ　http://www.fdma.go.jp/（2020/7/25アクセス）

6）消防庁（2014）救急受診ガイド　2014年版

7）財団法人日本学校保健会（2012）学校保健の課題とその対応－養護教諭の職務等に関する
　　　　調査結果から－

8）植田　誠治・河田　史宝 監修, 石川県養護教育研究会 編（2014）新版　養護教諭執務の
　　　　てびき　第9版, 東山書房

9）伊藤　琴恵（2016）保健室備品の適正化に関する検証－養護教諭の救急処置をより効果的
　　　　に行うために－, *名古屋学芸大学短期大学部　研究紀要　第13号*, pp.23-33

10）関　由起子（2018）科学的根拠のある救急処置の実践を目指して－応急処置の実践方法と
　　　　保健室の備品との関係－, *埼玉大学紀要　教育学部67（1）*, pp.193-202

11）文部科学省 国立教育政策研究所（2011）生徒指導資料第4集　学校と関係機関等との連
　　　　携　～学校を支える日々の連携～

〔第5章第4節4〕

1）魚住　廣信（2013）新スポーツ外傷・障害とリハビリテーション第2版, ナップ, p.59

2）スポーツ庁（2018）運動部活動の在り方に関する総合的なガイドライン,
　　　　https://www.mext.go.jp/sports/b_menu/shingi/013_index/toushin/__icsFiles/
　　　　afieldfile/2018/03/19/1402624_1.pdf（2020/5/25アクセス）

〔第5章第5節〕

1）公益財団法人 運動器の健康・日本協会, 学校での運動器検診
　　　　https://www.bjd-jp.org/guidance/guidance（2020/5/25アクセス）

2）文部科学省（2019）学校安全資料「生きる力」をはぐくむ 学校 での安全教育, 東京書籍
　　　　https://www.mext.go.jp/component/a_menu/education/detail/__icsFiles/afieldfi
　　　　le/2019/04/03/1289314_02.pdf（2020/5/25アクセス）

3）文部科学省（2019）学校安全資料「生きる力」をはぐくむ 学校 での安全教育（別表・付録）,
　　　　東京書籍
　　　　https://www.mext.go.jp/component/a_menu/education/detail/__icsFiles/afieldfi
　　　　le/2019/05/15/1416681_02.pdf（2020/5/25アクセス）

〔第5章第6節〕

1）文部科学省（2017）小学校学習指導要領（平成29年告示）解説 体育編, 東洋館出版
　　　　https://www.mext.go.jp/component/a_menu/education/micro_detail/__icsFiles/afie
　　　　ldfile/2019/03/18/1387017_010.pdf（2020/5/25アクセス）

2）文部科学省（2017）中学校学習指導要領（平成29年告示）解説 保健体育編, 東山書房
　　　　https://www.mext.go.jp/component/a_menu/education/micro_detail/__icsFiles/afie
　　　　ldfile/2019/03/18/1387018_008.pdf（2020/5/25アクセス）

3）文部科学省（2018）高等学校学習指導要領（平成30年告示）解説 保健体育編・体育編,
　　東山書房
　　　　https://www.mext.go.jp/content/1407073_07_1_2.pdf（2020/5/25アクセス）

〔第6章〕

1）大野　かおり（2020）第7章　広がる看護の活動領域　B災害時における看護②災害と健
　　康, 系統看護学講座　専門分野Ⅰ　看護学概論　基礎看護学①（第17版）, 医学書
　　院, p.324

2）日本赤十字社, 救助者が守るべきこと
　　　　http://www.jrc.or.jp/activity/study/safety/kyujyo/index.html（2020/7/1アクセス）

3）東京都福祉保健局（2019）トリアージ研修テキスト　トリアージハンドブック

4）一般社団法人　日本救急医学会, 医学用語 解説集, 圧挫症候群
　　　　https://www.jaam.jp/dictionary/dictionary/word/0519.html（2020/4/15アクセス）

5）一般社団法人 日本救急医学会, 医学用語 解説集, コンパートメント症候群
　　　　https://www.jaam.jp/dictionary/dictionary/word/1113.html（2020/4/15アクセス）

6）一般社団法人　日本環境感染学会（2011）避難所における感染対策マニュアル
　　　　http://www.kankyokansen.org/modules/news/index.php?content_id=20（2020/4/15
　　　　アクセス）

7）厚生労働省, 災害時における避難所での感染症対策
　　　　https://www.mhlw.go.jp/stf/newpage_00346.html（2020/4/15アクセス）

8）厚生労働省（2011）生活支援ニュース第1号, 平成23年4月

9）国土交通省水管理・国土保全局下水道部（2017）災害時のトイレ, どうする？

10）日本赤十字社（2006）災害時のこころのケア, 平成20年

11）大川小学校事故検証委員会（2014）大川小学校事故検証報告書 概要

12）文部科学省（2012）学校防災マニュアル（地震・津波災害）作成の手引き

索　引

249

執筆者一覧と執筆分担（五十音順）

［監修・著］
郷木　義子（新見公立大学　健康科学部）第2章第1節，第4章第1節11・13・14，第4章第3節11・
　　　　14，こんなときどうする⑤，コラム⑧⑨
松﨑美保子（淑徳大学　総合福祉学部）第3章第1節，第4章第1節9・10，第4章第2節1～3，
　　　　第4章第3節12・13，こんなときどうする③，コラム③⑦⑩⑫

［編著］
奥田紀久子（徳島大学大学院医歯薬学研究部）はしがき，第4章第1節前文，第4章第1節12・15・
　　　　16，第4章第3節前文・2・5～9，こんなときどうする②，コラム⑪
佐見由紀子（東京学芸大学　教育学研究科）はしがき，第4章第2節前文，第5章第4節4，第5章第
　　　　5・6節，コラム⑭⑮⑯，教員採用試験過去問題（保健体育科）

［著］
金山　時恵（新見公立大学　健康科学部）第3章第5・6節，第4章第1節1～3，第4章第2節4～6
城井田郁江（新見公立大学　教育支援センター）教員採用試験過去問題（養護教諭）
黒木　　薫（東北福祉大学　健康科学部）第2章第2節，第3章第3・4節，第4章第2節7～9，コ
　　　　ラム①②
齊藤理砂子（淑徳大学　総合福祉学部）第3章第7節，第6章
関　由起子（埼玉大学　教育学部）第1章，第3章第2節
新沼　正子（安田女子大学　心理学部）第4章第1節4～8，コラム④⑤⑥
野々上敬子（関西福祉大学　教育学部）第5章第1節～第4節1～3，コラム⑬
原田　眞澄（中国短期大学　保育学科）第2章第3節，第4章第3節1・3・4・10，こんなときどう
　　　　する①④

目で見てわかる応急手当マニュアル
～教育・保健・福祉領域で 健康支援に関わる専門職のために～

2006 年 9 月 30 日	初版発行
2020 年 10 月 20 日	全面改稿新版発行

監修・著	郷木 義子・松﨑美保子
編 著	奥田紀久子・佐見由紀子

発 行　ふくろう出版
　　　　〒700-0035　岡山市北区高柳西町 1-23
　　　　　　　　　　友野印刷ビル
　　　　TEL：086-255-2181
　　　　FAX：086-255-6324
　　　　http://www.296.jp
　　　　e-mail：info@296.jp
　　　　振替　01310-8-95147

印刷・製本　友野印刷株式会社
ISBN978-4-86186-795-8 C3047
定価はカバーに表示してあります。乱丁・落丁はお取り替えいたします。